La Sonde vésicale à demeure

TECHNIQUE. INDICATIONS. RÉSULTATS THÉRAPEUTIQUES

PAR

Le Dr Marcel LANGLOIS
DE L'UNIVERSITÉ DE PARIS

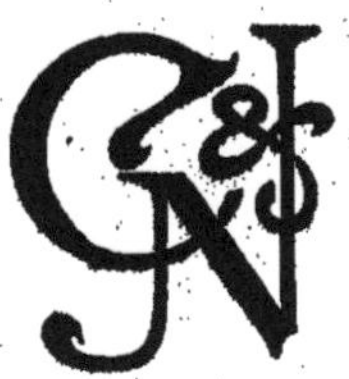

PARIS
GEORGES CARRÉ ET C. NAUD, ÉDITEURS
3, RUE RACINE, 3
—
1900

A MONSIEUR G. MENTION

Hommage de mon inaltérable reconnaissance.

A MON VÉNÉRÉ MAITRE

M. LE PROFESSEUR GUYON

MEMBRE DE L'INSTITUT

Hommage de mon profond respect.

TABLE DES MATIÈRES

TABLE DES FIGURES

INTRODUCTION

Quand on fait quelque peu de chirurgie urinaire ou même plus simplement lorsqu'on s'occupe de clientèle, il n'est pour ainsi dire pas de jour où on ne soit consulté pour des lésions de l'urètre ou de la vessie. Le praticien doit alors faire un choix au milieu de tous les traitements proposés par les auteurs.

Parmi les plus simples et à la fois les plus efficaces, il n'en est pas un qui, plus que la sonde à demeure, soit capable de répondre à autant d'indications et de rendre autant de services. C'est pourquoi, ayant eu l'occasion d'étudier d'un peu près cette question dans le beau service de mon maître M. le Prof. Guyon à l'hôpital Necker, je suis heureux d'avoir réuni au sujet de ma thèse les différents points de pratique utiles à connaître sur la question, convaincu de faire un travail utile, bien qu'incomplet sans doute.

Cette thèse sera divisée en trois parties :

Dans la première, je passerai en revue l'instrumentation ; je dirai quelles sondes il faut employer et comment on doit s'en servir.

Dans la deuxième, j'indiquerai l'action physiologique de la sonde à demeure sur les différentes parties de l'arbre urinaire et sur l'état général au cours de l'infection.

Dans la troisième, je finirai en montrant l'importance de la sonde à demeure comme moyen de traitement dans les diverses maladies que le chirurgien peut avoir à traiter, et le rôle important qu'elle joue pour faciliter ou rendre possibles les interventions sur l'urètre et la vessie.

CHAPITRE I

TECHNIQUE DE LA SONDE A DEMEURE

La sonde à demeure n'étant, dans la plupart des cas, qu'un drain introduit dans la vessie par un conduit naturel, les qualités que l'on doit exiger d'elle sont identiques à celles que l'on exige du drain. Il faut toutefois tenir compte que, dans ce cas particulier de drainage, on est limité d'une façon absolue par le calibre de l'urètre. Il est donc nécessaire d'indiquer d'une façon générale, d'une part, quel rapport doit exister entre la sonde et le canal et d'autre part la nature et la forme de l'instrument auquel on doit donner la préférence.

On peut diviser à cet effet les sondes utilisées en 2 grandes classes.

1° **Sondes qui ont besoin d'être fixées** divisées elles-mêmes en :

a) *Sondes métalliques.*

b) *Sondes en caoutchouc.*

c) *Sondes en gomme.*

2° **Sondes qui se fixent d'elles-mêmes :**

a) *En caoutchouc.*

Sondes de de Pezzer.

Sondes de Malécot.

b) *En gomme.*

Sondes d'Hamonic.

Ces différentes sondes vont être maintenant succinctement décrites.

Sondes qui ont besoin d'être fixées.

a) ***Sondes métalliques.*** — Les sondes métalliques sont généralement construites en argent ou en maillechort. Elles sont droites ou courbes. La courbure qu'on leur a donnée est extrêmement variable. Elles présentent une extrémité vésicale, mousse, arrondie, qui porte de chaque côté une ouverture; c'est le bec de la sonde. A son autre extrémité ou pavillon sont disposés deux anneaux qui servent de repère pour établir la position du bec dans la vessie et que l'on utilise pour la fixation.

b) ***Sondes en caoutchouc ou sondes de Nélaton.*** — Les sondes en caoutchouc vulcanisé, imaginées par Nélaton,

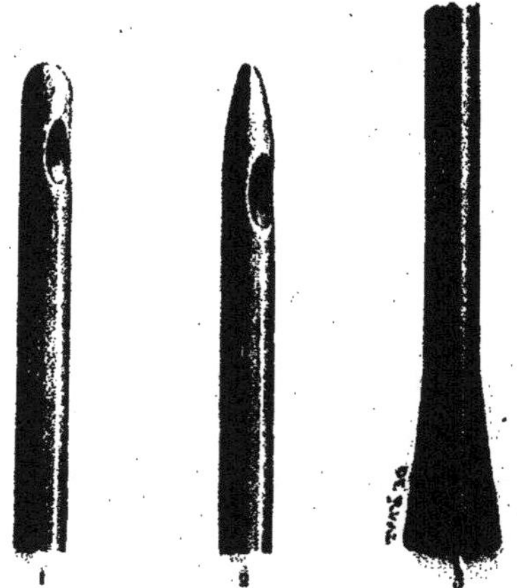

FIG. 1. — Sondes en caoutchouc. — 1, cylindrique; 2, conique; 3, extrémité manuelle disposée en entonnoir.

présentent la forme d'un tube cylindrique fermé à l'une

de ses extrémités et terminé à l'autre, par un pavillon évasé en forme d'entonnoir. La partie vésicale est ouverte par un œil unique latéral percé au fond d'une légère dépression. Il termine le canal de la sonde (fig. 2). Il est nécessaire d'insister sur cette disposition qui supprime un cul-de-sac toujours difficile à aseptiser. Elles doivent être parfaitement lisses à leur surface extérieure, molles et résistantes. Leur bec peut être ou cylindrique ou conique. Certaines d'entre elles, au lieu d'avoir un œil latéral, ont leur ouverture terminale.

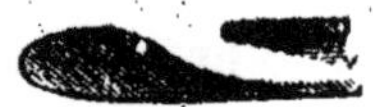

Fig. 2. — Coupe de l'extrémité vésicale montrant la disposition de l'œil aseptique.

c) ***Sondes en gomme.*** — Les sondes en gomme sont constituées par un tissu de soie, recouvert à l'intérieur aussi bien qu'à l'extérieur, par couches successives très unies d'un mélange siccatif.

Elles doivent être très souples, très flexibles et suffisamment solides, présenter une surface extérieure régulière et parfaitement unie.

Leur forme est très variable, et on peut les diviser en deux grandes classes :

1° Sondes droites ;

2° Sondes coudées.

Les sondes droites diffèrent également entre elles suivant que leur extrémité vésicale est cylindrique ou conique.

Sondes cylindriques. — Dans une première catégorie, on trouve des instruments se terminant par une extrémité cylindrique, arrondie, portant deux ouvertures latérales à bords mousses et percées, comme celle de la sonde en caoutchouc, au fond d'une petite dépression. Ces deux ouvertures, de forme ovalaire, ne sont pas à la même hauteur et la dernière termine ici le conduit de la sonde.

Dans la seconde catégorie sont rangées les sondes qui, en plus des deux yeux latéraux disposés comme ceux de la sonde précédente, ont un œil terminal : c'est la sonde à bout coupé.

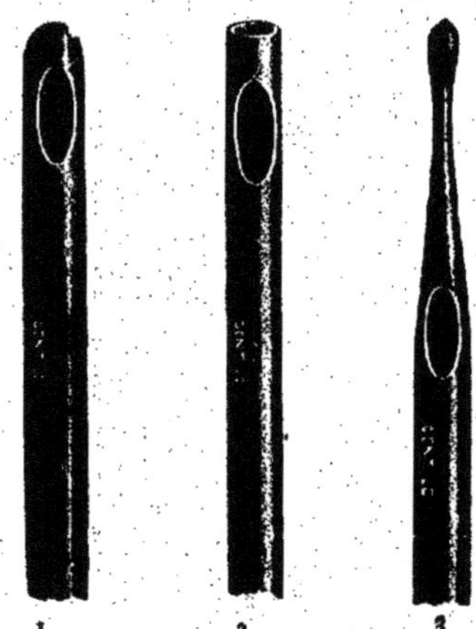

Fig. 3. — Sondes en gomme. — 1, cylindrique ; 2, à bout coupé ; 3, conique bout olivaire.

Sondes coniques. — Les sondes coniques sont terminées par une olive pour émousser leur pointe. Leurs yeux sont placés latéralement et à des hauteurs différentes, à la base de la partie conique.

Sondes coudées. — Les sondes à coudure simple dites béquilles ont été imaginées par Mercier. Elles sont exactement construites comme les sondes cylindriques. Leur extrémité vésicale est relevée sur une longueur de 10 à

12 millimètres, formant avec la tige « un angle de 30 degrés ».

On peut suivant les besoins faire varier l'angle et la longueur du bec.

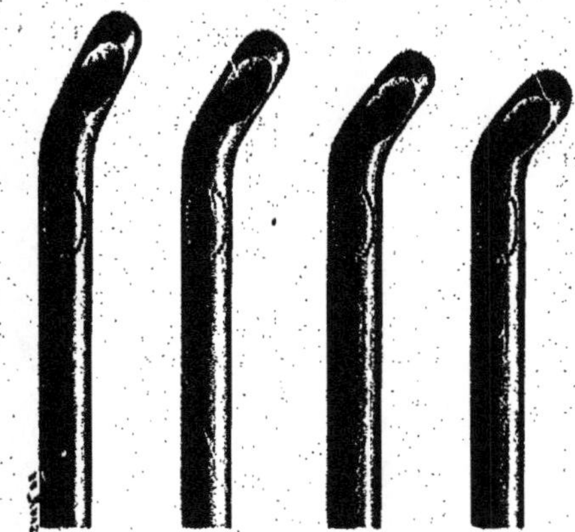

FIG. 4. — Sondes béquilles (montrant différentes courbures).

Elles ont deux yeux latéraux, dont l'un est situé immédiatement en avant de la courbure, l'autre sur cette courbure même.

Sondes n'ayant pas besoin d'être fixées.

a) ***Sondes en caoutchouc.*** — *Sonde de de Pezzer.* — Elle se compose d'un tube en caoutchouc vulcanisé, qui, à l'une de ses extrémités, est élargi en forme de pavillon. Cette partie élargie est destinée à se mettre en contact avec le col de la vessie. Les parois sont minces et son calibre intérieur est grand.

Il y a deux espèces de sondes de de Pezzer : dans

Fig. 5. — Sondes de de Pezzer. — 1, ouverture centrale; 2, ouvertures latérales
3, pour le drainage vésical après la taille périnéale.

l'une l'ouverture se trouve au centre du chapeau terminal, c'est la sonde ouverte, celle qui sert pour la voie rétrograde. Dans l'autre le pavillon est fermé à son centre par une partie tronc conique à la base de laquelle s'ouvrent deux yeux placés latéralement aux extrémités d'un même diamètre ; c'est la sonde fermée que l'on introduit par la voie urétrale.

Sonde de Malécot. — Elle est très analogue à la précédente. Son pavillon est formé par deux bandes de caoutchouc formant coquille au-dessus de deux fenêtres placées dans la continuité de la sonde, latéralement, en des points symétriques.

Ces deux coquilles élargissent suffisamment son calibre, pour qu'elle puisse rester dans la vessie sans aucun autre moyen de fixation, en venant s'appuyer comme le pavillon de la sonde de de Pezzer, sur le col vésical.

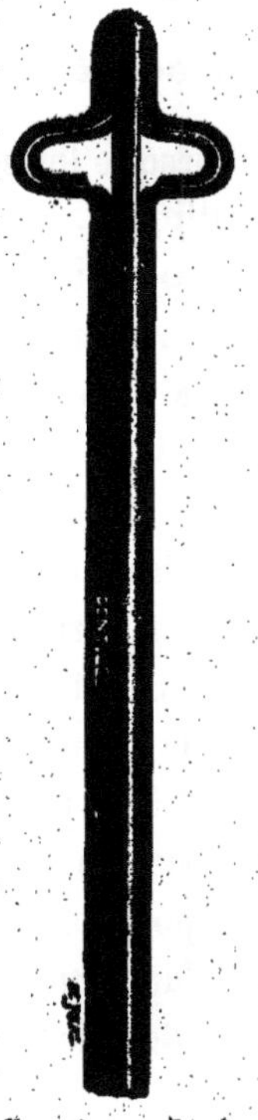

FIG. 6. — Sonde de Malécot. 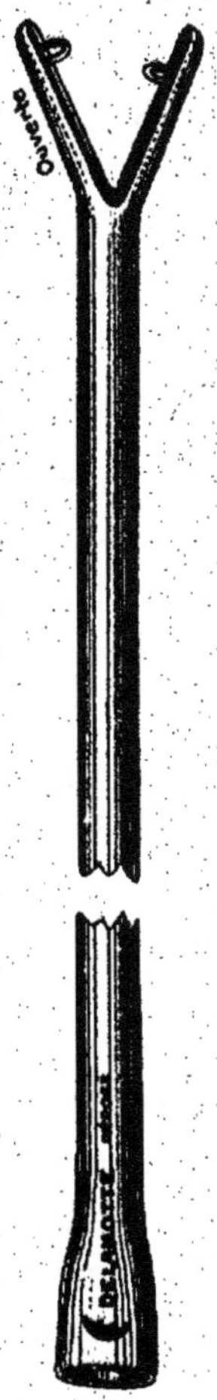 FIG. 7. — Sonde d'Hamonic.

b) **Sondes en gomme.** — *Sondes d'Hamonic.* — M. le Dr Hamonic a présenté à l'association française d'urologie une nouvelle sonde à de meure (1). Elle présente, à son extrémité vésicale, deux petits ressorts en acier divergents et formant entre eux un écart assez prononcé. Les deux ressorts sont fixés dans la substance gommeuse et sont disposés de telle façon que lorsqu'on les rapproche, ils forment l'extrémité de la sonde. Deux anneaux sont fixés à la partie interne des ressorts à des hauteurs telles que lorsque la sonde est fermée, ils sont exactement superposés.

Avantages et inconvénients de chacune de ces sondes.

Autrefois, lorsque les seules sondes employées étaient les sondes métalliques, on les fixait à demeure. Boyer, qui a indiqué un mode de fixation assez compliqué de ces sondes et qu'on retrouvera plus loin, indique en même temps les graves inconvénients qui peuvent résulter de leur emploi. Elles sont aujourd'hui complètement abandonnées.

Il reste à choisir entre la sonde en caoutchouc vulcanisé et la sonde en gomme.

La sonde en caoutchouc vulcanisé, que tout d'abord on serait tenté de prendre à cause de sa souplesse, présente de ce fait même plusieurs inconvénients. Ses parois sont assez épaisses, ce qui réduit d'autant la lumière de son canal. Or, pour le bon drainage d'une cavité quelconque, il faut s'appliquer à obtenir un écoulement facile, partant un canal dont le calibre intérieur soit le plus grand possible.

---

(1) Cf. *Mémoires, Assoc. franc. uol.*, Paris, 1899, p. 679.

Le peu de résistance de ses parois justifie d'autre part le rejet de son emploi. Chez les prostatiques par exemple, dont l'urètre déformé est enserré entre des lobes hypertrophiés, la rigidité de la sonde molle est insuffisante et elle se laisse aplatir.

Enfin elle présente à son extrémité un œil unique insuffisant pour assurer l'écoulement de l'urine.

La sonde en gomme, elle, est suffisamment résistante pour soutenir victorieusement les efforts des pressions urétrales, et ses parois, beaucoup plus minces, laissent un diamètre intérieur beaucoup plus considérable que celui de la sonde en caoutchouc, pour un même calibre extérieur.

Enfin la sonde en gomme présente deux yeux à son extrémité. Ces deux ouvertures nécessairement disposées comme il a été dit, assurent une communication avec le canal bien suffisante.

La sonde cylindrique ou la sonde à bout coupé remplissent donc les indications nécessaires. Voyons s'il en est de même pour la sonde conique à bout olivaire. Les fenêtres placées à la base de la partie conique sont à une certaine distance de l'olive, et si l'on admet, comme on le verra plus loin, que, pour le bon fonctionnement de la sonde, il faut que son extrémité vésicale soit placée au voisinage du col, on voit que tout le collet qui supporte l'olive se trouve dans la vessie. Ses parois se rétractent sur elle et sont, de ce fait, sans cesse irritées.

La sonde béquille, outre les avantages qu'elle présente pour son introduction, donne aussi, par la disposition de ses yeux, une garantie pour le bon écoulement de l'urine.

En effet l'ouverture placée sur la partie recourbée ne se trouvant jamais en contact avec les parois vésicales, elle ne sera jamais obstruée par elles.

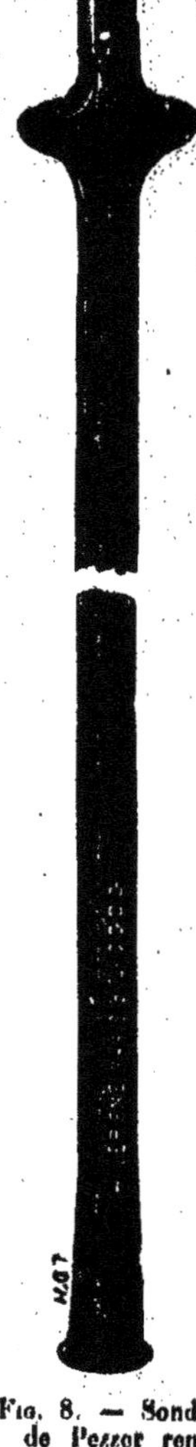

Fig. 8. — Sonde de Pezzer renforcée (Guyon).

On conçoit qu'il est nécessaire de choisir des sondes dont les yeux soient le plus rapprochés possible de leur extrémité vésicale, et de ce qui précède on conclut que les sondes qui doivent être employées sont : la sonde béquille, ou bien la sonde cylindrique, ou enfin la sonde à bout coupé avec deux yeux latéraux.

La faible épaisseur des parois des sondes de de Pezzer leur donne le même défaut que l'on a reproché aux sondes molles ; le peu de rigidité de leur tube. Elles résistent mal aux pressions de l'urètre, et subissent trop facilement des déformations ; toutes causes qui peuvent, dans certains cas, provoquer leur obstruction. C'est pour obvier à cet inconvénient que l'on a proposé de les renforcer sur une longueur de dix centimètres environ correspondant à la région prostatique. Ce renforcement peut être obtenu de deux façons :

1° On accole sur la partie à renforcer une nouvelle feuille mince de caoutchouc ;

2° Ou bien parallèlement à l'axe de la sonde et sur sa circonférence, on colle des bandes de même substance à égale distance les unes des autres. Ce dernier moyen est généralement rejeté, car ces sortes de tuteurs des parois de la sonde peuvent jusqu'à un certain point provoquer son obstruction, ou tout au moins une diminution notable de son calibre intérieur, les pressions de l'urètre rapprochant côte à côte les bandes de renforcement pendant que les parties plus faibles se replient en faisant saillie dans la lumière de la sonde. La rigidité insuffisante des parois se retrouve dans le pavillon qui peut être, lui aussi, aplati par les pressions vésicales, M. le Prof. Guyon l'a fait renforcer en allongeant un peu et en rendant cylindrique la partie terminale tronc conique de la sonde primitive.

La sonde de Malécot présente les mêmes inconvénients que la sonde de de Pezzer.

La sonde d'Hamonic tient sans doute très bien, mais elle a aussi un inconvénient. C'est d'appuyer d'une façon un peu trop dure au niveau du col dont elle tend à écarter les lèvres. Son emploi prolongé n'est pas à conseiller.

En somme, les cas spéciaux où l'on pourra se servir des sondes de de Pezzer ou de Malécot, mis à part, l'instrument de choix pour le bon fonctionnement d'une sonde à demeure est la sonde béquille, bien faite, bien adaptée au canal et bien placée.

Mise en place de la sonde à demeure.

Il s'agit maintenant de savoir dans quel rapport seront les calibres respectifs de la sonde et de l'urètre.

Il faut d'abord établir une règle essentielle : les parois urétrales ne doivent jamais être distendues, mais étendues par l'instrument qui doit lui, je l'ai déjà dit, présenter le plus grand diamètre intérieur possible. Il est donc utile de faire l'exploration de l'urètre avec l'explorateur à boule et de mettre une sonde d'un numéro inférieur au numéro de la boule passée. L'urètre varie de calibre avec chaque individu, il n'a pas de capacité anatomique ; il n'a qu'une capacité physiologique comme la vessie (Guyon). Il est donc tout à fait impossible dans ces conditions d'indiquer d'une façon précise, le calibre de la sonde qu'on devra employer. On peut dire à titre d'indication que dans les canaux normaux les numéros 18 à 22 de la filière Charrière sont très bien supportés.

Dans les urètres rétrécis ou indurés il faut employer des sondes appropriées au calibre du canal, en ayant soin, encore plus peut-être que dans les urètres normaux, s'il s'agit de rétrécissements, de prendre un numéro inférieur à celui de la boule exploratrice qui a franchi le plus petit, afin d'éviter toute compression des parois urétrales. Les sondes cylindriques ou à bout coupé peuvent servir dans ces cas. Les modifications que subit le canal, grâce à la présence de la sonde, permettent d'ailleurs au bout d'un temps très court de la remplacer par une autre d'un numéro plus élevé.

Antisepsie de l'urètre. — Il est nécessaire, avant l'introduction de la sonde, de faire d'une façon aussi rigoureuse que possible l'antisepsie du canal urétral. Il est bien entendu que les instruments eux aussi doivent être aseptiques.

L'asepsie des sondes seules est insuffisante, on comprend en effet le danger qu'il y aurait à entraîner, même avec un instrument aseptique, les micro-organismes qui habitent l'urètre et particulièrement le méat. Pour parer à cet inconvénient, on lave le méat et le gland avec un tampon d'ouate imbibé d'une solution d'acide borique à 4 pour 100 ou de chlorure mercurique à 1 pour 1 000 ou à 1 pour 2 000. On entr'ouvre les lèvres du méat, puis, avec la seringue munie de son embout, on projette la solution boriquée dans son intérieur ; en adaptant ensuite exactement le canal et l'embout ; on remplit le canal de la solution antiseptique qu'on laisse couler immédiatement à l'extérieur. Cette opération peut être répétée plusieurs fois, s'il est nécessaire. Il est utile de remarquer que, très souvent, un lavage du méat soigneusement fait est suffisant pour les cas ordinaires où le canal est aseptique.

La solution de permanganate de potassium à un titre variant de 1 pour 1 000 à 1 pour 4 000 peut être substituée à l'eau boriquée. Il existe un autre moyen d'amener la solution médicamenteuse dans l'urètre. On se sert de la sonde elle-même, mise en communication avec le récipient par l'intermédiaire d'un siphon ou bien avec un bock. On fait couler le liquide et on introduit la sonde. La solution antiseptique revient par l'espace compris entre l'instrument et les parois du canal, entraînant au dehors les microbes qui l'habitent.

Ce procédé ne saurait être recommandé, car il est au moins inutile étant donné qu'il oblige à faire un cathétérisme de plus dans un urètre infecté.

Le champ opératoire et les sondes étant ainsi préparés, on procède à la mise en place proprement dite.

Si l'on a choisi une sonde en gomme le modus faciendi ne présente rien de particulier ; on fait un cathétérisme ordinaire.

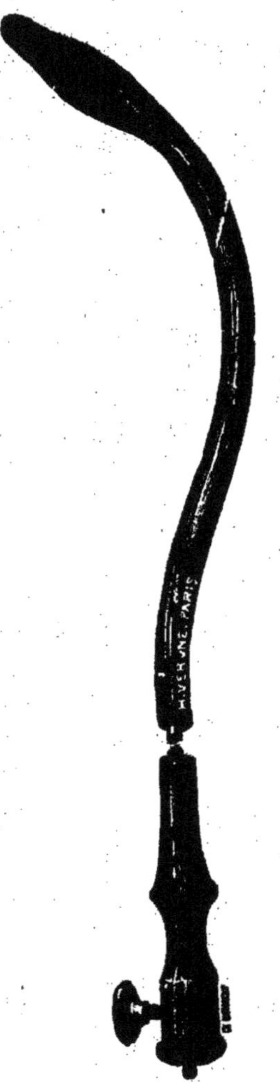

Fig. 9. — Sonde de Pezzer (Disposition de la sonde sur le mandrin, avant l'introduction.)

La sonde de de Pezzer demande, elle, au contraire, une manœuvre spéciale pour sa mise en place. L'extrémité vésicale présente une partie élargie destinée à la retenir en s'appuyant sur le col. Pour faire la traversée urétrale, il faut faire disparaître le pavillon, et on y arrive au moyen d'un mandrin courbe ordinaire. Le mandrin est introduit jusqu'à la partie fermée de la sonde, on fait alors glisser sur lui, en l'étirant le tube de caoutchouc, jusqu'à ce que la tension soit suffisante pour faire disparaître autant que possible la saillie du chapeau. Il se forme deux plis rentrants au fond desquels sont les deux yeux et grâce à cette disposition le volume est suffisamment diminué pour permettre son introduction par les modes ordinaires de cathétérisme avec les instruments rigides à grande courbure. On fixe l'extrémité libre de la sonde au bouchon conique adapté à chaque mandrin.

La solidité de ce mode de fixation est mauvaise, et souvent la sonde dérape. Le Dr Carlier (de Lille) a imaginé le dispositif suivant pour fixer d'une façon plus solide la sonde tendue sur le mandrin. Le bouchon

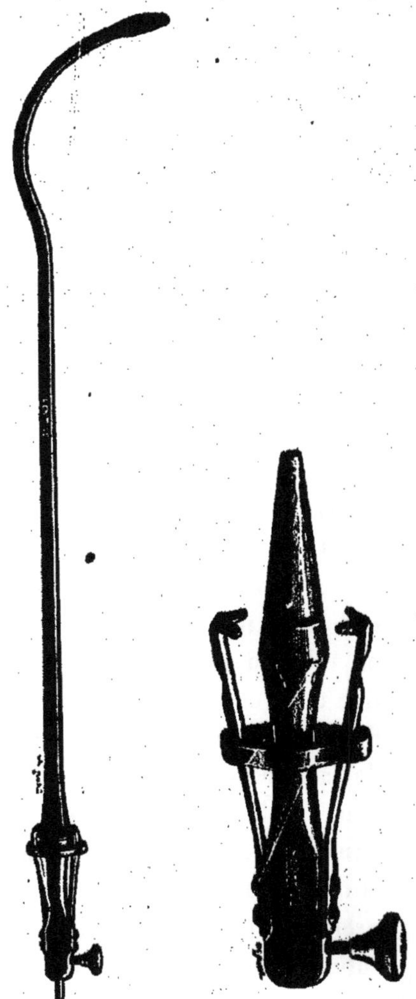

Fig. 10. — Mandrin de Carlier (de Lille) avec détail de la griffe.

conique mobile présente vers sa base une rainure, dans

laquelle viennent s'appliquer, de chaque côté, deux lames métalliques fixées seulement à l'une de leurs extrémités et formant ressort. Elles présentent à leur extrémité libre une partie recourbée à angle droit, échancrée suivant la partie de circonférence du bouchon sur laquelle elles doivent s'appliquer formant ainsi une sorte de griffe. Une bague rigide glissant sur les lames permet de les serrer, et d'emprisonner entre le bouchon et les griffes l'extrémité de la sonde. Ce procédé nécessite une augmentation de la longueur de la tige du mandrin, augmentation de longueur qui peut quelquefois avoir des inconvénients au point de vue de la manœuvre.

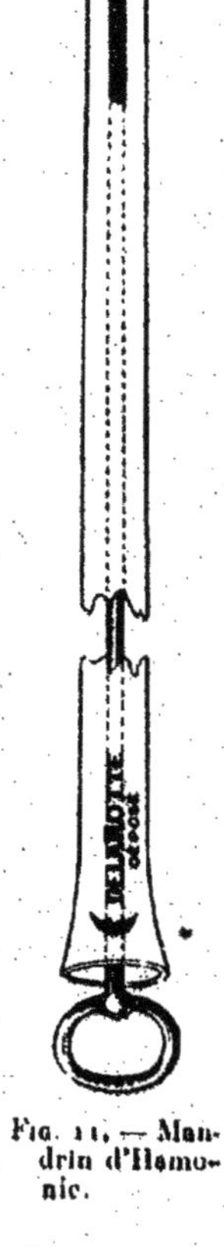

Fig. 11. — Mandrin d'Hamonic.

Aussi M. de Pezzer a-t-il, par un dispositif nouveau, remédié à cette difficulté et se sert d'un mandrin ordinaire. Pour ce faire, on rabat la partie qui dépasse le long de la tige en la coudant sur son extrémité et on la fixe dans cette position au moyen d'un anneau de caoutchouc que l'on se procure en coupant le bout de la sonde. Lorsqu'elle est dans la vessie, on enlève l'anneau de caoutchouc et la sonde revenant à ses dimensions premières permet de retirer le mandrin, opération que l'on doit faire avec toutes les précautions de douceur désirables.

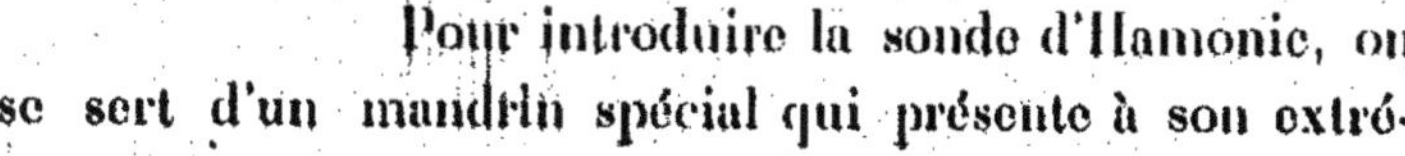

Pour introduire la sonde d'Hamonic, on se sert d'un mandrin spécial qui présente à son extrémité une tige rigide, destinée à former verrou et à tenir la sonde fermée, et se continue par un fil spiroïde serré, permettant au mandrin de suivre les inflexions imposées à la sonde par le canal.

Lorsqu'elle est introduite on retire le mandrin. Les deux volets libérés s'écartent l'un de l'autre et l'angle qu'ils forment est suffisamment grand pour assurer la fixité de l'instrument. Pour l'enlever, il faut tirer doucement au dehors, les ressorts sous l'influence des parois de l'urètre reviennent en contact.

Mise au point. — Dans la plupart des cas où elle est employée, la sonde à demeure a pour but de mettre au repos le réservoir urinaire ; elle doit pour cela cueillir, pour ainsi dire, l'urine qui sort de l'uretère pour la transporter immédiatement au dehors.

Elle est bien placée si elle remplit ces conditions.

1° ***Sondes à béquille.*** — Comment se rendre compte de son bon fonctionnement ? En constatant que l'urine qui s'écoule tombe goutte à goutte. C'est cet écoulement qu'il faut obtenir et auquel on ne peut arriver que par tâtonnements. C'est un fait connu qu'une sonde trop enfoncée, et ne donnant plus, recommence à couler si l'on attire son bec dans le voisinage du col. C'est donc dans une position bien déterminée de l'instrument, qu'on obtiendra l'évacuation complète de la vessie.

Pour obtenir cette position on procède de la façon suivante. Au moment où le réservoir urinaire va se vider, on attire la sonde jusqu'à ce que l'écoulement cesse, puis on la repousse doucement jusqu'à ce qu'il reparaisse, les ouvertures de la sonde sont en ce moment juste au niveau du col.

Il faut alors s'assurer de la complète vacuité de la vessie. Pour cela on opère des pressions sur la paroi abdominale, pressions qui ont pour but de faire sortir l'urine qui resterait dans la vessie. Si l'expérience est négative, c'est que la sonde est bien placée et que tout le liquide vésical s'est écoulé.

Enfin dernière épreuve :

On peut injecter par la sonde une quantité d'eau boriquée par exemple, qui ressortira en totalité et qu'on pourra mesurer. Au moment où les dernières portions reviennent au dehors, on constate quelquefois un jet brusque, ce phénomène indique que la vessie se vide bien complètement.

Tous ces artifices tendent à mettre entre le réservoir urinaire et la sonde des rapports tels que l'urine ne stagne pas, qu'elle s'écoule constamment goutte à goutte. Il est nécessaire d'assister pendant un assez long temps à ce « goutte à goutte », pour être sûr de sa constance et de sa régularité. Il n'est pas rare en effet d'observer des malades chez lesquels la bonne évacuation continue et totale constatée à un moment donné, est quelques heures plus tard absolument insuffisante. Le malade souffre alors, il a besoin d'uriner, quelquefois même, il urine entre la sonde et son canal. La sonde mal placée devient un obstacle à l'évacuation, l'écoulement n'est plus continu, mais intermittent et la vessie n'est pas au repos puisqu'elle forme encore réservoir. Il suffit le plus souvent d'attirer un peu le cathéter au dehors, pour voir se rétablir l'écoulement et l'évacuation vésicale complète. On peut même dire que « le mauvais fonctionnement de la sonde à demeure est presque toujours dû à ce qu'elle est trop enfoncée (Guyon). »

Outre la douleur que provoque le besoin d'uriner, la sonde qui fonctionne mal manque son but, car l'urine stagnant continue et prolonge l'infection.

Il arrive dans les hématuries par exemple que des caillots sanguins obstruent les ouvertures de la sonde, il suffit dans ce cas de faire l'aspiration au moyen de la seringue en suivant tous les détails de technique établis par M. le Prof. Guyon.

Enfin suivant les affections que l'on a à traiter, il faut laisser la sonde ouverte ou la fermer.

On se sert pour cela de petits faussets aseptiques, en porcelaine, en verre ou même en bois. On ne doit employer que des faussets bouillis et conservés dans un liquide antiseptique.

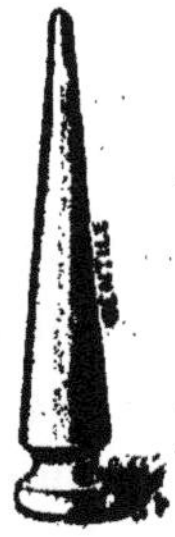

Fig. 12. — Fausset en porcelaine.

En résumé, une sonde à demeure fonctionne bien, lorsque celui qui la porte n'a pas besoin d'uriner, et lorsque l'écoulement se fait constamment et régulièrement goutte à goutte. Cette constatation bien vérifiée, il s'agit de la fixer dans la bonne position.

2° ***Sondes de de Pezzer et de Malécot.*** — Je dirai peu de chose de la mise au point de ces sondes, car elle est facile. La sonde une fois introduite on l'attire doucement au dehors jusqu'à ce que le pavillon soit en contact avec le col vésical, en évitant seulement avec beaucoup de soin de l'y faire pénétrer.

Fixation de la sonde.

La multiplicité des moyens employés pour fixer la

sonde à demeure indique assez leur inefficacité. Autrefois cette opération était très compliquée. Voici à titre d'indication le procédé qu'employait Boyer (1), pour les sondes métalliques.

« Deux rubans sont attachés aux anneaux de la sonde, conduits sous les cuisses, l'un à droite, l'autre à gauche aux parties latérales d'un bandage de corps retenu par en haut au moyen d'un scapulaire.

Cette précaution est nécessaire pour empêcher le bandage de remonter et la sonde de s'échapper de la vessie. Il faut avoir soin que les rubans inférieurs ne soient pas trop courts et ne maintiennent pas la sonde trop baissée et trop appliquée contre le scrotum, autrement son bec relevé sur la paroi antérieure de la vessie l'irriterait et pourrait causer des accidents, tandis que la partie droite de l'instrument appuyant constamment sur la partie de l'urètre qui répond au pli de la verge du côté des bourses y occasionnerait de l'inflammation et peut-être la gangrène. »

Le même chirurgien reconnaissant les difficultés de bonne fixation, occasionnées par la complexité de cet appareil proposa lui-même plus tard un autre moyen consistant à introduire en arrière du gland dans la rainure balano-préputiale un *anneau de caoutchouc* dans la substance duquel on passait, avec des aiguilles, les fils attachés sur la sonde en avant du méat.

On proposa à peu près à la même époque de *fixer les fils aux poils du pubis*. La touffe de poils présente la forme

---

(1) Boyer, Traité des Mal. chirurg., t. X, p. 241.

générale d'un cône à base inférieure et malgré la striction que l'on peut obtenir, le glissement du nœud est fatal, aussi Voillemier, en présence du peu de solidité que présentait ce moyen de fixation, proposa-t-il la fixation au diachylon.

On noue sur la sonde un long fil de coton à ravauder assez large pour être divisé en quatre. On dispose en arrière du gland et pour protéger la verge un tour de bande de diachylon d'une largeur de 2 ou 3 centimètres puis on rabat en arrière, et à égale distance les uns des autres, les quatre fils qu'on fixe dans cette position par des tours de bande superposés au premier (1).

Un autre mode de fixation qui peut être rapproché du précédent est celui-ci (2) :

On prend un cordon de coton d'un mètre et demi de long environ. Le cordon est fixé, à sa partie moyenne près du pavillon de la sonde, par deux nœuds. Chacun des deux chefs est ramené sur la verge de chaque côté. Sur la partie moyenne de cet organe, on place une petite compresse en lint assez longue pour l'entourer, et autour de cette compresse, on enroule en sens inverse les deux cordons que l'on a soin de ne pas entasser sur un même point, mais que l'on dispose de manière à couvrir la verge dans une étendue assez considérable afin que la pression exercée sur un point seulement ne cause pas de douleur. Lorsque les deux chefs du fil de coton sont épuisés on les noue ensemble.

Ainsi disposé, l'appareil est suffisant pour maintenir

---

(1) Voillemier, Dict. encyclopédique, p. 315.

(2) Terrier et Perrière. Petite chirurgie de Jamain, p. 595.

les sondes. Mais si l'instrument dont on s'est servi est un peu long, s'il est très flexible, s'il tend à sortir de la vessie en se recourbant, il pourra se dévier à droite ou à gauche, il pourra sortir tout à fait de la vessie, aussi est-il préférable de fixer un second cordon de la même manière dans l'intervalle des deux chefs qui ont été primitivement placés.

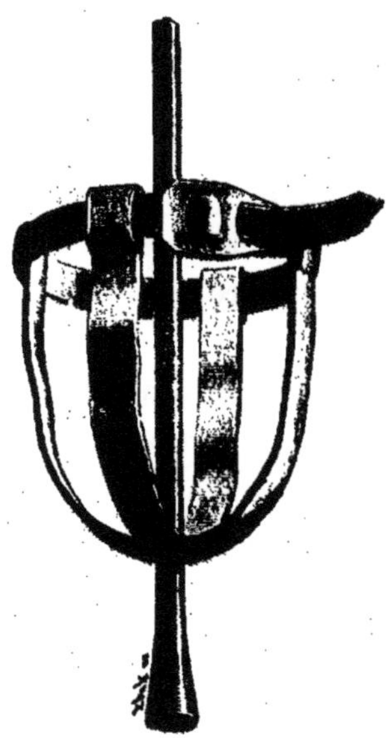

FIG. 13. — Fixateur en caoutchouc.

Tous ces procédés sont susceptibles d'un même reproche à savoir, la constriction de la verge à l'état de flaccidité, constriction qui devient très pénible si le pénis entre en érection, phénomène qui a lieu normalement avec la sonde à demeure chez les jeunes sujets. Aussi pour corriger ce défaut a-t-on fait usage d'appareils isolant la verge. Par exemple, les fils qui tiennent la sonde sont fixés à un suspensoir, ou bien à un anneau placé à la base du pénis, et retenu par une ceinture. On a confectionné enfin des capuchons en caoutchouc à claire-voie qui peuvent, grâce à leur élasticité, suivre les variations de volume que subit le pénis.

Thompson décrivit enfin un procédé dans lequel on prend comme point d'appui une touffe de poils du pubis. C'est un procédé analogue que l'on emploie dans le service de M. le Prof. Guyon.

Voici la description de ce procédé : deux fils (1) d'une longueur de 50 centimètres sont préparés.

Plaçons d'abord l'un des fils.

La partie médiane est présentée à la sonde au niveau du méat en A, et fixée sur elle par un nœud solidement serré. Les deux chefs pendent alors à côté du gland, à sa gauche par exemple. Ils sont réunis ensemble en B par un nœud qui correspond à la base du gland, puis ils se séparent ; l'un passe en avant, l'autre en arrière du pénis, pour arriver à droite au même niveau B' où ils sont de nouveau noués ensemble, formant ainsi une anse au-dessus de la base du gland. Pour assurer une ampleur suffisante à cet anneau, le nœud est serré sur le doigt introduit entre l'anse et la verge. De B' le fil est conduit vers les poils du pubis ; on choisit une touffe suffisamment épaisse, la moins éloignée de la racine de la verge : les deux chefs sont amenés à la longueur voulue par la situation de la touffe et reliés ensemble par un nouveau nœud. Les extrémités du fil, situées au delà de ce nœud, vont servir à enlacer les poils.

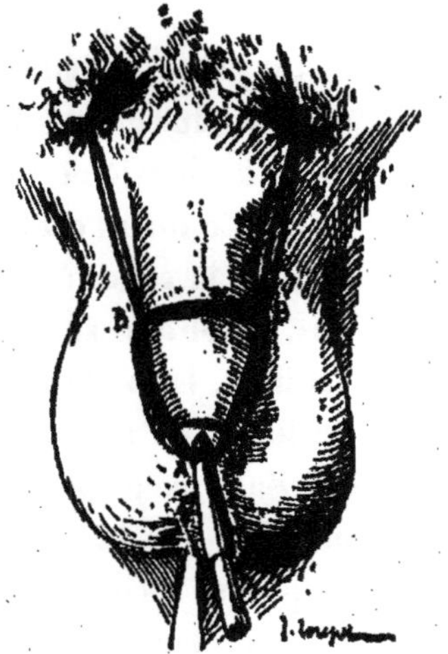

Fig. 14. — Fixation de la sonde (Guyon).

(1) Le coton à repriser peut servir à faire ces attaches, il suffit de le mettre en quatre doubles, fixés par deux nœuds au ras des extrémités. On le trempe à l'avance dans une solution de sublimé faible ou dans de l'eau boriquée à 4 pour 100.

Pour cela, la touffe étant maintenue par un aide, le chirurgien entoure la base des poils et l'enserre fortement dans un nœud simple. Avant de compléter, il prend la précaution de tordre sur elle-même et dans le même sens la touffe à la façon d'une moustache que l'on veut relever. Cette petite préparation permet de replier son extrémité avec la plus grande facilité sur elle-même et de la prendre dans la deuxième partie du nœud préparé à la base des poils. Ce nœud est fait avec des tractions assez fortes pour assurer la solidité de la prise. Cette solidité n'existerait pas, quel que soit le degré de striction, si, grâce à ces artifices, la touffe de poils n'avait été repliée sur elle-même en forme de papillote.

Sans cette précaution l'attache des liens aurait lieu, en effet, à la base d'une pyramide. Au delà du point fixé au pubis, les deux chefs sont laissés flottants.

On place alors le deuxième fil. Il est d'abord noué par son centre, à la sonde en A par-dessus le premier lien afin de lui donner plus de fixité. On le conduit le long du côté droit du gland et un nœud réunit ces deux chefs, au niveau de la base de cet organe. Il faut alors solidariser en B' l'anse que l'on va former au-dessous du gland avec celle qui y est déjà. Pour cela, les deux chefs du deuxième fil, qui sont au delà du nœud sont passés entre ceux qui se dirigent vers le pubis et fixés en ce point : puis conduits du côté opposé, ils constituent l'anse nouvelle.

Il faut, à ce point B, réunir encore entre elles les deux anses. Les deux chefs du deuxième fil sont passés entre les deux chefs du premier fil allant à la sonde, puis sont conduits au pubis et attachés à une touffe de poils, symétrique à celle du côté opposé.

Le Dr Escat (de Marseille) (1) a présenté à l'association française d'urologie un appareil spécial en caoutchouc

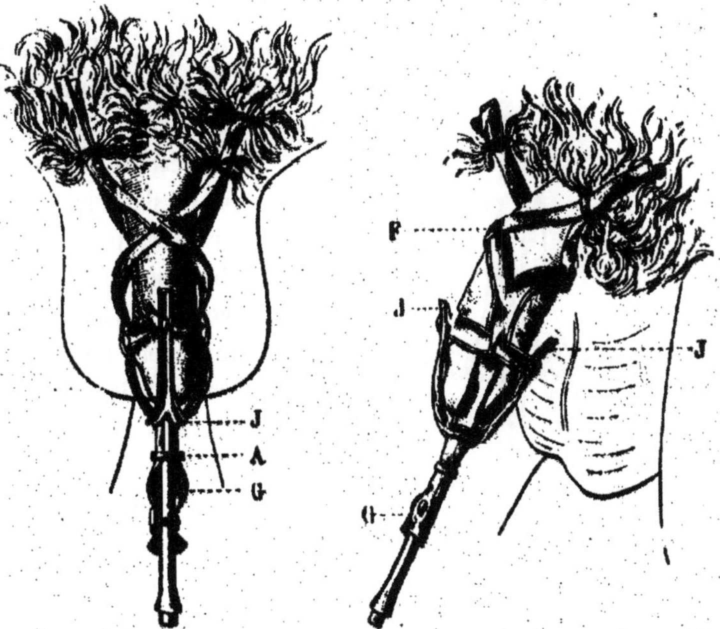

Fig. 15. — Muselière d'Escat (de Marseille), face.

Fig. 16. — Muselière d'Escat (de Marseille), profil.

qu'il nomme muselière élastique destinée à fixer la sonde à demeure et à permettre la déambulation.

Il en donne la description suivante :

Cette muselière peut être faite en quelques minutes

(1) Escat. Association française d'urologie, 1898, Compte rendu, p. 462.

avec un bout de drain de 12 millimètre de diamètre et de 25 centimètres de longueur. Il suffit de le fendre, de le renverser et d'entre-croiser les bandelettes comme sur les figures.

Le drain est fendu longitudinalement et complètement sur un de ses côtés. L'autre côté est fendu également jusqu'à 3 ou 4 centimètres du bout, on réserve ainsi une gouttière GG dans laquelle la sonde sera fixée par un bouton de chemise.

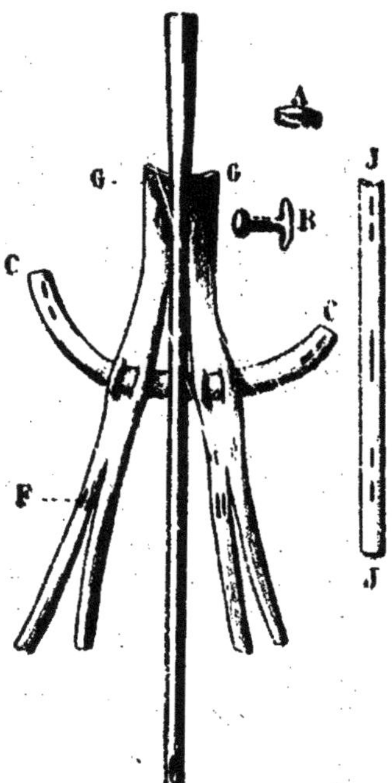

Fig. 17. — Détail de la muselière d'Escat.

Un collier CC est formé avec une lanière de drain, il réunit les deux lanières latérales derrière la base du gland.

Les deux lanières latérales sont fendues jusqu'à 3 centimètres du collier et divisées chacune en deux lanières que l'on entre-croise ; il suffit de voir les doubles fentes FF pour comprendre le mode d'entre-croisement.

Un anneau A coupé dans un drain sert de régulateur suivant que le gland est petit ou volumineux, il raccourcit ou allonge les deux lanières qu'il enserre.

Une lanière en caoutchouc fendue en son milieu J est transformée en jugulaire antéro-postérieure, la sonde et la gouttière sont engagées dans le milieu de cette lanière dont les deux bouts sont reliés au collier C C' (la jugulaire ne sert que pour la déambulation). Les bandelettes sont fixées aux poils ou à un suspensoir.

Cet appareil est très analogue comme on le voit à celui dont on se sert à l'hôpital Necker.

Fixation de la sonde à demeure chez la femme

Pour maintenir fixée une sonde à demeure chez la femme, on emploie l'un des deux procédés suivants :

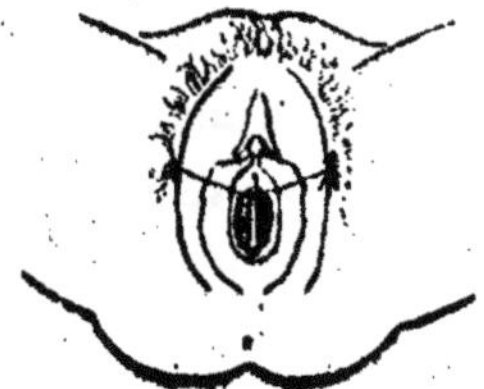

FIG. 18. — Fixation de la sonde à demeure aux poils (Pasteau).

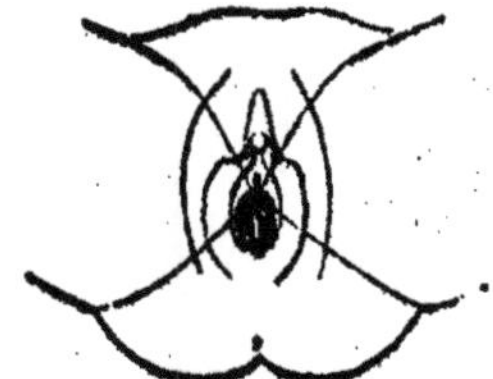

FIG. 19. — Fixation de la sonde à demeure aux deux cuisses (Pasteau).

Le premier consiste à fixer la sonde par deux fils latéraux qui s'attachent aux poils de la grande lèvre : c'est le moyen le moins sûr, il n'est d'ailleurs pas toujours applicable.

Le second consiste à fixer la sonde par deux fils qui passent de chaque côté au niveau du pli fessier et du pli génito-crural (1).

---

(1) PASTEAU. Études sur le rétrécissement de l'urètre chez la femme. *Ann. gén. urin.*, août, septembre, octobre 1897, p. 993.

Soins consécutifs au placement d'une sonde à demeure.

1° ***Pansement.*** — La sonde une fois fixée, quel que soit, d'ailleurs, le procédé employé, il est nécessaire d'envelopper la verge avec un pansement antiseptique. On y arrive de la façon suivante.

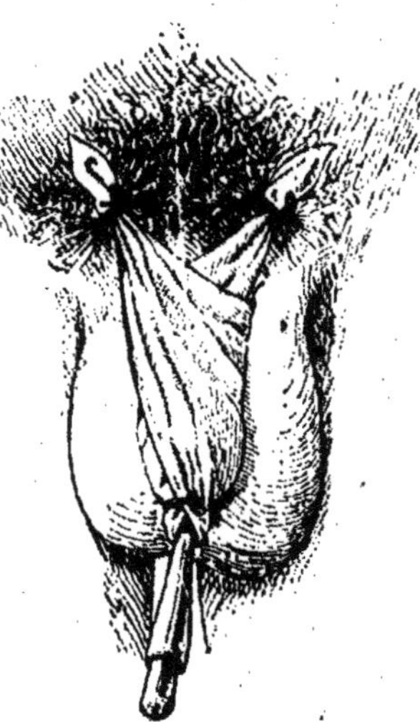

Fig. 20. — Pansement.

On fait avec de la tarlatane antiseptique, soit au salol, soit au phénol, un carré de 25 centimètres de côté : on le plie suivant une de ses diagonales formant ainsi un triangle, que l'on glisse sous la verge, le sommet en avant du méat, la base du côté de la racine de la verge. Le sommet est fixé sur la sonde au moyen d'un fil. On ramène en dessus en les entre-croisant les angles de la base du triangle et on les fixe au moyen des deux chefs laissés libres du fil attachés aux touffes de poils.

2° ***Urinal.*** — Nous avons vu que la sonde était ouverte ou fermée au moyen d'un fausset. Les indications de la fermeture de la sonde seront déterminées plus loin. Pour le moment disons que :

L'obstruction avec un fausset aseptique est suffisante

pour s'opposer à l'infection. Par contre lorsque la sonde reste ouverte, pour réaliser son antisepsie ou du moins pour conserver son asepsie, on la met en communication avec un urinal au moyen d'une rallonge en caoutchouc vulcanisé que l'on ajuste à la sonde soit directement, soit par l'intermédiaire d'un tube de verre.

L'urinal que l'on emploie à la clinique des voies urinaires de Necker a été construit sur les indications de M. le Prof. Guyon par M. Duchastelet.

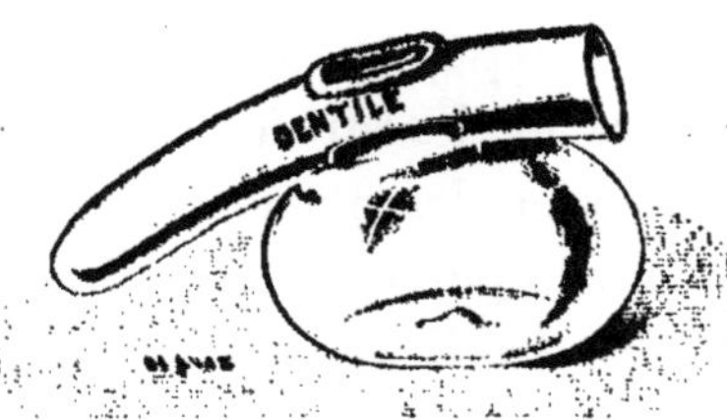

Fig. 21. — Urinal Duchastelet.

Il se compose d'un gros ballon en verre sans col à fond plat, ouvert à sa partie supérieure. Un tube également en verre et présentant à sa partie moyenne une ouverture semblable à celle du ballon est soudé à lui de telle sorte que les deux ouvertures se confondent. Ce tube fermé à une de ses extrémités et légèrement recourbé supporte la sonde et sa rallonge. Cette dernière doit s'arrêter à une très petite distance du fond du tube, dans lequel on aura mis une des pastilles suivantes :

Sublimé.	50	grammes.
Chl. d'ammonium.	50	—
Mucilage de gomme arabique.	15	—
Amidon.	20	—

Pour 200 pastilles.

Ainsi au fur et à mesure que l'urine arrive, elle dissout les pastilles. L'excédent d'urine passe dans le grand récipient (1) et la sonde plonge toujours dans un liquide antiseptique, ce qui empêche l'infection de la vessie par voie ascendante.

Le deuxième avantage de cet urinal est l'effacement de l'angle péno-scrotal; ceci a une importance sérieuse lorsque la sonde doit être gardée un certain temps. En effet, si dans ce cas on ne soutient pas la sonde, elle se trouve appuyée contre la saillie formée par la paroi inférieure de l'urètre au niveau de l'angle indiqué, ce qui provoque des phénomènes d'irritation qui peuvent être même le point de départ de sphacèle.

Le Dr Escat (2) (de Marseille) a fait construire un nouvel urinal dont il a moulé la forme générale sur le cadavre. Il se compose d'un vase en verre de forme allongée, portant à une certaine distance d'une de ses extrémités, un goulot également en verre qui soutient la sonde et sa rallonge. Sa base, large, lui assure une grande stabilité et sa capacité, qui est d'environ 1 800 grammes, permet d'éviter l'issue de l'urine au dehors. Enfin, ses faibles dimensions transversales, n'obligent pas le malade à avoir constamment les jambes écartées et le font très facilement

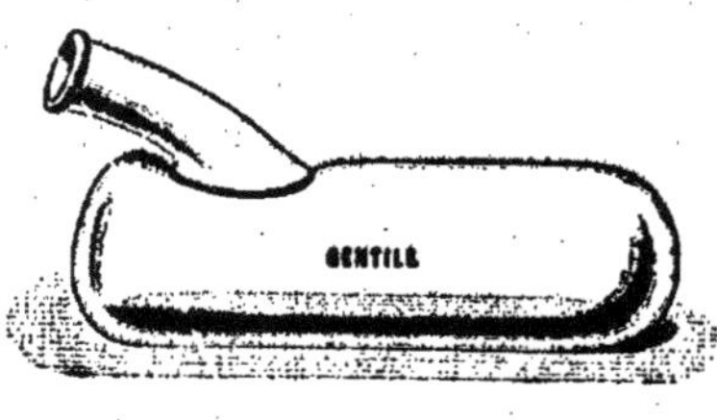

FIG. 22. — Urinal d'Escat.

(1) Le grand récipient peut avantageusement contenir une ou deux pastilles, dans le cas où, par des mouvements intempestifs, le malade viendrait à y faire passer la sonde.

(2) Communication du Dr Escat.

supporter. On a soin, bien entendu, de placer dans l'appareil une ou plusieurs pastilles au sublimé afin d'assurer l'asepsie du liquide dans lequel doit plonger l'extrémité de la rallonge.

3° ***Lavages vésicaux.*** — Il est nécessaire de faire dans les vessies infectées des lavages antiseptiques. Les liquides employés sont : 1° la solution boriquée à 40/1000 et la solution de nitrate d'argent à 1/1000 et même à 1/500. Ces lavages sont répétés un plus ou moins grand nombre de fois dans la journée. Cela tient uniquement au degré d'infection et à la réaction physiologique de la vessie.

Je profite d'ailleurs de ce que je parle ici des lavages vésicaux pour dire en passant que sonde à demeure ne veut pas toujours dire vessie vide et qu'il peut être nécessaire, bien qu'en laissant une sonde, de garder du liquide dans la vessie.

Chez les prostatiques à la troisième période avec distension, il est inutile et même dangereux de faire l'évacuation complète de la vessie.

Cette évacuation provoque de la douleur, une congestion de l'organe et peut amener des hémorragies. On aura soin dans ces cas, de laisser couler doucement l'urine, en remplaçant la quantité écoulée par une quantité presque égale d'eau boriquée, pour permettre à la vessie de se vider extrêmement doucement. Le liquide qu'on y laisse est propre et a une influence heureuse sur l'infection possible des reins.

4° ***Changement de la sonde.*** — Il ne faut pas laisser trop longtemps une même sonde à demeure ; il est nécessaire de la remplacer par une autre qui aura été soigneusement aseptisée. Ce changement, outre qu'il assure la propreté des instruments qui drainent la vessie, permet d'entretenir aussi la propreté de l'urètre et d'éviter l'infection possible.

La présence de la sonde dans le canal provoque toujours en effet une irritation qu'il est bon de maintenir dans une certaine limite par des lavages antiseptiques à l'eau boriquée par exemple, et, c'est en grande partie, cette irritation de l'urètre qui détermine le moment où l'on doit changer la sonde.

Il est donc toujours utile de laver l'urètre; on doit en particulier assurer un nettoyage soigneux du méat avant de placer une nouvelle sonde.

Enfin dans le cas particulier d'un urètre rétréci, il faut profiter des modifications que lui a fait subir la première sonde à demeure pour la remplacer par une autre d'un numéro supérieur qui permettra à la vessie de se vider plus facilement. Cependant il ne faut pas aller trop vite, mais maintenir toujours un numéro de sonde inférieur à celui que l'on pourrait placer. La sonde à demeure n'agit pas par dilatation; elle a seulement une action de présence.

C'est au chirurgien qu'il appartient de voir quand il faut changer la sonde, mais d'une façon générale on peut dire qu'une sonde à demeure doit être remplacée normalement toutes les quarante-huit heures. Il est bien entendu qu'en ce qui concerne la mise en place, la mise au point et le pansement, on procède toujours comme il a été dit précédemment (1).

---

(1) Voir p. 19, 27, 36.

Inconvénients de la sonde à demeure.

Action sur l'urètre. — La présence dans le canal d'une sonde à demeure détermine de l'urétrite. Cette urétrite n'est en rien comparable à celle de la blennorragie, car elle disparaît aussitôt que l'on enlève la cause de l'irritation. Il faut nécessairement tenir compte de ce que cette action irritative met le canal en état d'infériorité, quant à sa résistance à l'infection.

L'irritation, au lieu de se limiter aux parois superficielles de l'urètre, peut envahir les couches profondes et donner lieu à de la péri-urétrite. Les abcès péri-urétraux ont un siège de prédilection à l'angle péno-scrotal. J'ai dit que la sonde tend à redresser cet angle et qu'elle exerce une pression sur la paroi inférieure de l'urètre à ce niveau, pression qui peut amener du sphacèle.

Il faut bien dire que ces complications urétrales n'arrivent que si on n'a pas su prendre des précautions nécessaires soit dans le choix de la sonde (forme et calibre), soit dans ses changements successifs, soit dans sa mise au point ou dans les soins consécutifs.

Action sur la vessie et sur les reins. — La sonde par sa seule présence peut aussi déterminer une irritation vésicale assez intense, par suite de la pression exercée par elle sur la paroi de la vessie. Or ceci n'arrive pas avec une sonde bien placée, mais seulement avec une sonde trop enfoncée. Quant à l'infection, elle peut se propager par deux voies différentes, soit par le canal de la sonde, ou par l'espace compris entre les parois urétrales et celles de l'instrument. Même si la sonde est bien mise et fonctionne bien, la vessie peut être infectée par elle. Des expériences ont même démontré que c'est surtout par la sonde que se fait cette contamination, lorsque l'écoulement a lieu goutte à goutte (1).

Mais on peut facilement remédier à cet inconvénient en lavant la vessie, en se servant d'un bon urinal et en nettoyant fréquemment l'urètre.

Il existe enfin un autre ennui que je vais signaler, c'est la nécessité dans laquelle elle met le malade de rester couché sur le dos. Ce décubitus est quelquefois mal supporté dans les premiers temps, presque toujours l'accoutumance se fait très rapidement. On peut d'ailleurs, s'il n'y a pas d'indications spéciales, employer l'appareil d'Escat et permettre la déambulation.

En somme, toutes ces complications de la sonde à demeure sont loin d'être aussi grandes qu'on a voulu le dire. On pourrait même avancer qu'elles ne sont dues la plupart du temps qu'au chirurgien, qui n'aura pas pris toutes les précautions voulues, qui aura mis une sonde trop grosse, qui l'aura mal placée, mal surveillée, ou qui n'aura pas pris par la suite tous les soins de propreté nécessaires. Il ne faut pas mettre sur le compte d'un mode de traitement ce qui ne tient souvent qu'à celui qui ne sait pas s'en servir.

---

(1) Mennereul, in Guyon, leçons cliniques, t. III, p. 370.

CHAPITRE II

ACTION PHYSIOLOGIQUE DE LA SONDE A DEMEURE

I. — Action sur l'urètre.

Si, maintenant, je laisse complètement de côté toutes les complications urétrales ou péri-urétrales qui peuvent, avec plus ou moins de raison, être mises sur le compte de la sonde à demeure, je n'ai plus à attirer l'attention que sur les avantages mêmes de cette sonde. J'ai dit que sa présence dans le canal amène une irritation, puis une véritable inflammation, une urétrite à proprement parler.

La conséquence de cette action, c'est le *ramollissement des parois du canal*. Elles deviennent plus souples et plus malléables, et s'opposent moins alors à la dilatation, à l'introduction par l'urètre d'instruments plus ou moins volumineux.

On sait, depuis longtemps, que la présence d'un instrument à demeure, dans un canal rétréci, provoque, en très peu de temps, un ramollissement suffisant des anneaux scléreux pour permettre une dilatation facile. Le rôle de la sonde à demeure dans ces cas est absolument identique, et chez certains prostatiques, dont les canaux indurés rendent quelquefois le cathétérisme très difficile, il est presque impossible de la négliger, si l'on veut assurer au malade des sondages faciles.

Je crois utile d'indiquer, ici, son action sur la région prostatique de l'urètre. On verra plus loin l'action de la sonde sur la prostate elle-même, disons seulement que la diminution de volume de l'organe qu'elle provoque, a son retentissement sur la portion prostatique de l'urètre qui devient de ce fait plus régulière, plus perméable puisqu'elle est moins déformée.

L'urétrite occasionnée par la sonde, soi-disant cause de tant de maux, devient donc comme on le voit et quand on sait la tenir dans de justes limites, utile et même bienfaisante.

Cette action modificatrice du canal n'est pas évidemment de longue durée, mais si l'on a soin d'employer de temps en temps la sonde à demeure, on peut avoir toujours un canal souple se laissant facilement traverser par les instruments évacuateurs.

II. — Action sur la prostate.

La sonde à demeure, permettant l'évacuation régulière et continue de la vessie, s'oppose pour le mieux à la congestion de l'organe et plus particulièrement de son basfond. Cette influence sédative a une répercussion immédiate sur l'état de la prostate. On connaît en effet ces augmentations de volume plus ou moins grand de la glande sous l'influence de la moindre congestion, de la moindre rétention vésicale. Il n'est pas rare par conséquent de constater les bons effets du cathétérisme régulier, et mieux encore de la sonde à demeure sur la *diminution de volume de la prostate* (1). Les observations en sont assez fréquentes, si je m'en rapporte à ce que j'ai pu constater pendant le temps que j'ai passé à la clinique de Necker. Je n'en citerai que les cas suivants qui me semblent assez probants pour ne pas nécessiter l'apport d'un plus grand nombre d'observations qui ne serviraient qu'à augmenter inutilement le volume de ce travail.

Observation I

Le nommé B..., Gilbert, âgé de 69 ans, concierge, est entré au nº 28 de la salle Velpeau, le 18 décembre 1896.

Antécédents personnels. — Jamais de blennorragie.

1890. — Depuis 1890, les mictions sont fréquentes, toutes les 2 heures le jour, 2 fois la nuit ; douloureuses surtout à la fin.

Urines claires.

Février 1896. — Le malade fait une rétention complète à la suite d'une marche et de fatigues.

Il est facilement sondé par un médecin avec une sonde molle (urines claires), et depuis cette époque il se sonde lui-même le matin et la nuit. Le jour il urine seul.

Jamais d'hématurie.

Pas de douleurs de reins.

Mars. — Il vient consulter dans le service de M. le Prof. Guyon, salle de la Terrasse.

Examen. — Urètre, boule nº 20.

Vessie, 400 grammes de résidu.

Prostate volumineuse.

---

(1) O. Pasteau. Diminution de volume de la prostate par l'emploi de la sonde à demeure ou du cathétérisme régulier. *Annales gén.-urin.*, 1897, p. 186.

Traitement. — Évacuation et lavages au nitrate d'argent à 1/1000. Le malade ne vient que 3 ou 4 fois à la Terrasse, il se sonde lui-même.

Les urines sont troubles et épaisses.

12 *décembre.* — Le malade ne peut passer sa sonde. Il reste en rétention complète.

16. — Un médecin tente en vain le cathétérisme. Le malade va à l'hôpital Beaujon. A la suite de tentatives infructueuses de cathétérisme, on lui ponctionne la vessie par l'hypogastre.

Depuis, le malade urine seul. Les mictions sont très douloureuses et très fréquentes (tous les 1/4 d'heure).

18. — Il entre à la salle Velpeau. On lui passe une sonde béquille sur mandrin.

19. — M. le Prof. Guyon met une *sonde à demeure*. Après avoir agrandi le méat, qui laissait passer difficilement une boule 19. La portion membraneuse est facilement franchie. Il existe une saillie sur la paroi inférieure de l'urètre au niveau de la prostate. La traversée prostatique est longue.

23. — Prostate grosse. Induration dans son lobe droit.

28. — Le lobe droit est plat. Les tissus sont souples.

Le lobe gauche a diminué de moitié ; il est très souple et mollasse.

31. — On retire la sonde. La température monte à 38°,4. On remet la sonde.

1897. — 2 *janvier*. — On retire la sonde. T. 38°,5.

3. — On la replace.

5. — Examen de M. Guyon.

Lobe gauche volumineux étalé. Le doigt a de la peine à atteindre l'extrémité supérieure. L'extrémité inférieure est au niveau de la deuxième phalange.

Lobe droit a disparu.

15. — T. reste normale. On retire la sonde.

18. — M. Guyon constate que le lobe droit a disparu. Le lobe gauche est très diminué.

Observation II

Le nommé C..., Louis, âgé de 77 ans, tailleur, est entré à la salle Velpeau le 24 décembre 1896.

Antécédents personnels. — Blennorragie à 17 ans.

1892. — Rétention aiguë de 24 heures. Le malade prend un purgatif et peut uriner.

Mictions difficiles.

Jet d'urine tombe en bavant.

Pas de mictions nocturnes.

1895. — A la suite de fatigues, hématurie totale qui a duré 24 heures.

Mictions très fréquentes pendant 8 jours avec urines rosées.

Les fatigues provoquent des besoins d'uriner tous les 1/4 d'heure.

Au repos, mictions toutes les heures le jour et la nuit.

Jamais de cathétérisme, urines troubles.

1896. — *24 décembre.* — Examen de la Terrasse.

Vessie en rétention.

Prostate grosse.

Canal. Spasme non franchi.

27. — *Sonde à demeure.* La prostate saigne très facilement.

29. — Examen de M. Pasteau.

Prostate petite, de consistance normale.

1897. — 1er *janvier.* — Le malade se sonde facilement. Les urines sont claires.

Observation III

Le nommé D..., Nicolas, âgé de 82 ans, entre à la salle Velpeau le 6 février 1896.

Antécédents personnels. — Fièvre intermittente.

Jamais de blennorragie.

Depuis 2 mois, les mictions sont un peu plus difficiles, sans avoir augmenté de fréquence.

Depuis 5 ou 6 jours, mictions presque impossibles. Les plus grands efforts donnent seulement quelques gouttes d'urine.

Mictions très fréquentes, tous les 1/4 d'heure le jour, aussi et même plus fréquentes la nuit.

Mictions douloureuses surtout à la fin.

A son entrée, le malade n'a pas uriné depuis 2 jours.

Le cathétérisme donne des urines claires

Examen. — Toucher rectal, prostate assez volumineuse et régulière.

Canal libre.

État général satisfaisant.

15 *février.* — État général mauvais. Langue sèche, rôtie.

16. — *Sonde à demeure.*

20. — On enlève la sonde. Le malade vide complètement sa vessie.

21. — *Examen* de M. Chevallier. — Prostate aplatie, souple, pas saillante dans le rectum.

26. — Le malade vide toujours sa vessie. Mictions encore fréquentes, surtout la nuit.

2 *mars.* — Toucher rectal. Les signes du côté de la prostate sont les mêmes, mais encore atténués.

A la suite de ces observations, je voudrais faire remarquer l'importance de la sonde à demeure dans la *difficulté des mictions*, surtout lorsque celle-ci est due à l'augmentation très notable du volume de la prostate. Du fait de la diminution de ce volume, la difficulté disparaît plus ou moins complètement. Voici des observations qui viennent à l'appui de ce que je viens d'avancer.

Observation IV

Le nommé B..., Adolphe, âgé de 74 ans, ciseleur, est entré à la salle Velpeau le 28 janvier 1899.

Antécédents personnels. — Jamais de blennorragie.

Jamais de syphilis.

A 35 ans, à la suite d'un effort, le malade ressentit une vive douleur dans le testicule gauche, dont il constata l'augmentation de volume. Cette tumeur siégeait dans la moitié gauche des bourses. D'abord molle, elle devint peu à peu extrêmement dure. Le malade n'en éprouve aucune gêne. Depuis 10 ans, une tumeur analogue s'est développée à droite.

Il y a 10 ans, à la suite d'un excès de table, il fit une rétention complète qui a duré 24 heures. Il fut sondé et on retira 1 litre 1/2 de liquide. Les mictions ne pouvant s'effectuer spontanément, le malade entre à l'hôpital. On lui fit des lavages et des sondages réguliers pendant 10 jours ; il sortit guéri.

Il resta pendant 10 ans sans aucun trouble dans les mictions, le jet était seulement un peu moins fort. Il se sondait de temps en temps pour se faire des lavages.

Dans la nuit du 26 au 27 janvier 1899, sans cause apparente, il fait une rétention aiguë complète.

Le malade se sonde le 27 au matin et tente, mais en vain, de se sonder à nouveau dans la soirée. Il insiste un peu et provoque une urétrorragie.

Un médecin, appelé le soir même, ne parvient pas à passer et provoque un écoulement de sang.

Le 28, à 10 heures du matin, le malade entre dans le service de M. le Prof. Guyon, à la salle Velpeau, étant en rétention depuis 24 heures. La béquille ne peut passer, mais on fait un cathétérisme sur mandrin à midi. On fait un nouveau cathétérisme le soir à 5 heures.

29. — *Sonde à demeure.*

Urines claires.

Canal normal.

Vessie, capacité 200 grammes.

Toucher rectal. Prostate grosse, lisse, régulière, faisant une forte saillie dans le rectum.

Palper bimanuel. Le lobe gauche et le lobe droit font saillie dans la vessie.

Le malade garde sa sonde à demeure 8 jours. Lorsqu'elle est enlevée, il se sonde lui-même facilement. De plus, il commence à uriner spontanément.

Le 14 février, *il urine de mieux en mieux sans sonde.*

Observation V

Le nommé T..., Pierre, âgé de 66 ans, vétérinaire, entre à la salle Velpeau le 21 août 1895.

Antécédents personnels. — Paralysé depuis 27 ans. Hémiplégique pendant 3 mois.

Blennorragie il y a 49 ans.

Il y a 8 mois, le malade a remarqué qu'il urinait quelques gouttes de sang. Il prend des capsules de térébenthine. L'hématurie disparaît au bout de 8 jours. Le malade n'urine pas souvent et n'a pas de douleurs. Les hématuries ont reparu depuis 2 mois 1/2 et se produisent à chaque miction et sont plus abondantes quand le malade marche ou se fatigue. Le malade dit n'avoir pas de difficulté à uriner et ne pas souffrir. Les mictions sont augmentées de fréquence, 8 à 10 fois le jour, 2 ou 3 la nuit. Le malade a maigri depuis 2 mois.

Examen. — Prostate grosse, excessivement dure, limitée d'une façon assez nette.

Vessie, ne se vide pas.

23 *août.* — *sonde à demeure.*

3 *septembre.* — On enlève la sonde.

Le malade *urine bien sans sonde.*

Il vide sa vessie.

Observation VI

Le nommé L..., âgé de 74 ans, est entré salle Velpeau le 24 août 1898.

Histoire de la maladie. — Il y a 20 ans, un chancre mou.

Écoulements urétraux peu prononcés, à tel point que le malade nie avoir jamais eu de blennorragie.

A 62 ans, blennorragie pas traitée. Dans le courant de l'année suivante, le malade fait 4 orchites subaiguës, 3 à gauche et une bilatérale.

Il reste une goutte persistante.

1890. — Le malade fait une rétention aiguë. Il fut sondé à la Charité et on lui donna une sonde pour évacuer lui-même sa vessie. Dans la suite, si le malade faisait une rétention, il se sondait lui-même.

1898. — Il y a 3 semaines.

Mictions très fréquentes, 20 fois le jour, 25 fois la nuit.

Impérieuses.

Douloureuses au commencement et à la fin.

Nécessitant de violents efforts.

Dernières gouttes sanglantes.

Jamais d'incontinence.

Douleurs lombaires.

Troubles digestifs.

Examen. — Méat, boule 19.

Canal libre.

Urines claires.

Vessie. Capacité 100 grammes.

Résidu 30 grammes.

Toucher rectal. — Prostate grosse, dure, lisse, sensible.

Goutte. — Nombreux micro-organismes. Pas de gonocoques.

25 *août.* — Examen de la Terrasse confirmé.

Sonde à demeure.

Urines épaisses, rougeâtres, nauséabondes.

Lavages au nitrate d'argent.

27. — On enlève la sonde à demeure. Le malade se sonde lui-même.

Les urines sont plus claires.

La *douleur* diminue pendant la miction. Le malade *peut uriner spontanément.* La fréquence diminue notablement.

3 *septembre.* — Le malade est tout à fait amélioré. Il n'urine plus que 5 *fois la nuit* et 10 *fois* le jour. Les urines sont à peu près claires et les douleurs mictionnelles terminales sont très supportables.

Observation VII

Le nommé M..., 56 ans, est entré dans le service de M. le Prof. Guyon le 1er mars 1892.

Antécédents personnels. — 1872. — Coliques néphrétiques qui reviennent 2 ou 3 fois par an jusqu'en 1876.

1876. — On le sonde 1 ou 2 fois par semaine.

1876-1884. — Rien de particulier. A cette époque (mars 1884), on trouve un calcul vésical. Lihotritie. Le malade a la fièvre et se plaint de douleurs dans le rein droit à la suite de cette intervention.

Depuis 1872, les urines ont toujours été troubles.

A la suite de sondages faits par le malade, il y eut des accidents de Temperature.

Depuis 10 mois, le malade se lève 8 à 10 fois par nuit. Le jour, les mictions sont moins fréquentes.

Examen. — Canal libre à sa partie antérieure.

Obstacle prostatique. On ne peut *franchir qu'avec un mandrin et encore avec grande difficulté.*

Vessie. — Se vide bien.

Urines troubles.

Rein droit douloureux et augmenté de volume.

Prostate de volume moyen.

Lavages de la vessie deux fois par jour au nitrate d'argent au 1/1000. Mais on laisse la *sonde à demeure* du 2 au 25 mars.

25 *mars.* — On enlève la sonde. *Depuis on a toujours pu facilement passer une sonde molle.*

5 *avril.* — *Cathétérisme très facile.* Urines encore troubles. Le rein est moins douloureux, quoique toujours augmenté de volume.

III. — Action sur la vessie et sur les reins.

L'action de la sonde à demeure sur la vessie et sur les reins, s'exerce dans différentes conditions qu'il faudrait passer successivement en revue pour arriver à faire un travail complet. Mais, en agissant ainsi, on s'expose à des redites nombreuses, aussi vais-je considérer l'ensemble de quelques-uns de ces cas.

Réunissant dans un même groupe la congestion et les *hémorragies*, puis dans un autre les *rétentions* quelle que soit leur nature.

a) J'ai indiqué précédemment le rôle incontestable de la sonde à demeure sur la congestion de la prostate. Il suffirait donc de penser à ce fait en même temps qu'aux rapports intimes de la circulation vésico-prostatique et en particulier de la circulation veineuse pour considérer, comme une chose démontrée, l'heureuse influence de la sonde contre la congestion proprement dite. Mais d'autre part le drainage de la vessie empêche la rétention, c'est-à-dire la cause ultérieure la plus sûre de la congestion. Donc, de toutes façons, elle a pour cela même une incontestable utilité.

Et quand je parle de congestion, je ne m'occupe pas seulement des cas sans importance et même des cas plus graves mais aussi de ceux où il existe des épanchements sanguins et parfois de véritables hémorragies. On pourrait même dire que le seul traitement de l'hémorragie vésicale congestive est le drainage, et parmi les drainages vésicale le plus simple et le plus pratique, c'est la sonde à demeure.

Voici quelques observations très nettes où l'*hémorragie* disparut bientôt par l'emploi de ce traitement.

Observation VIII

Le nommé R..., âgé de 57 ans, entre dans le service de M. le Prof. Guyon, salle Velpeau, n° 9, le 6 septembre 1898 pour hématurie.

La maladie date d'un an environ. A cette époque, le malade remarqua un matin en urinant que les dernières gouttes émises étaient fortement teintées de sang.

Avant cette époque il n'avait jamais rien éprouvé du côté des organes urinaires, et son hématurie se fit sans aucune douleur. Le même phénomène se reproduit pendant 3 mois consécutifs. Le malade entra à l'hôpital et l'hémorragie cessa brusquement. Il se crut guéri et partit.

L'hématurie persista, quelquefois seulement à la fin des mictions. Les dernières gouttes seulement étaient teintées de sang, d'autres fois, elle était totale. Les fatigues, ou la voiture n'avaient aucune action sur ces écoulements de sang. Le travail pénible auquel se livrait le malade ne fut pas interrompu et ne parut jamais avoir aucune influence sur l'hémorragie. De même le repos ne la modifie pas. Pendant cette période les mictions étaient fréquentes (3 ou 4 fois par heure) mais pas douloureuses.

Après la cessation de cette première hématurie, tout rentre dans l'ordre pendant un an. Le malade n'a pas de gêne ni de fréquentes envies d'uriner.

Au mois de juin dernier, les hématuries reparaissent, mais elles changent de caractères, elles deviennent initiales. Les dernières gouttes sont absolument claires. Les besoins d'uriner ne se font pas sentir très souvent pendant un mois, mais peu à peu ils deviennent très fréquents (10 à 12 fois par heure). La miction n'est pas douloureuse, sauf un léger picotement au méat. Depuis que la fréquence est devenue aussi grande, les urines sont constamment et uniformément sanglantes. L'urine du bocal est de teinte foncée et sans dépôt. Il y en 1 200 à 1 500 grammes par jour.

L'examen de la vessie est impossible. Il existe au niveau de la portion prostatique, un rétrécissement très serré, friable, saignant au moindre contact et n'admettant pas la plus petite boule exploratrice.

Le malade affirme n'avoir jamais eu de blennorragie. Il est impossible de passer une bougie filiforme.

Le toucher rectal montre une prostate un peu volumineuse, nettement limitée de tous côtés, lisse, régulièrement dure, sans noyaux.

Les vésicules des deux côtés se prolongent comme deux cornes. La vésicule du côté droit est indurée et renferme des noyaux de la grosseur d'un pois.

10 *septembre*. — 4 jours après l'examen précédent, il est encore impossible d'explorer la vessie.

On ne sent pas les reins.

12 *septembre*. — M. Albarran introduit une bougie filiforme qu'on laisse à demeure pendant 5 jours.

16 *septembre*. — On commence la dilatation. On met à demeure une sonde bougie n° 12, puis une sonde béquille n° 18.

25 *septembre*. — On arrive à mettre à demeure une sonde béquille n° 21.

Les hématuries ont cessé.

29 *septembre*. — Le malade sort sur sa demande.

Observation IX

Le nommé S..., Jean, âgé de 69 ans, est entré dans le service de M. le Prof. Guyon, le 20 février 1899, salle Velpeau, n° 27.

Pas de blennorragie antérieure.

Le malade n'avait jamais souffert des reins ni de la vessie,

Depuis 4 ans il commence à éprouver de la gêne de la miction. Au mois de septembre 1898 il remarque qu'il urine difficilement et les mictions sont douloureuses et impérieuses. L'urine est trouble.

Il a des accidents de dysphagie buccale.

Le 8 septembre il a un accès de rétention pendant 12 heures.

Il se fait sonder à Saint-Louis où l'on retire une grande quantité d'urine très trouble. A partir de ce moment, il continue à aller à Saint-Louis où on le sonde régulièrement et où on lui fait des lavages de nitrate d'argent, pendant 3 mois. Ce traitement n'améliore pas l'état du malade qui a toujours des mictions douloureuses et extrêmement fréquentes (toutes les 10 minutes le jour, 20 ou 25 fois la nuit).

Le malade est quelques jours sans suivre son traitement, puis vient le 2 janvier 1899 dans le service de M. le Prof. Guyon, salle de la Terrasse.

Mictions toujours très douloureuses, très fréquentes, se faisant goutte à goutte.

Pas de douleurs dans l'intervalle des mictions.

Examen.

Canal libre, traversée prostatique longue et saignante.

Urines troubles.

Vessie capacité 300 grammes.

Prostate grosse, régulière, saillante dans le rectum.

Traitement. — Lavages au nitrate d'argent à 1/1000.

Quelques jours après à la suite d'un examen cystoscopique, il a une assez forte hématurie. Le sang s'échappe en dehors des mictions et le premier jet est du sang. Cette hématurie se calme dans la soirée.

Trois ou quatre jours après, à la suite d'un lavage fait dans la matinée, uréthrorragie initiale très abondante le soir. Le sang s'écoule en grande quantité en dehors des mictions qui sont très douloureuses. Elle s'arrête le lendemain matin. Le malade expulse des caillots.

Jusqu'au 19 février il n'y a plus de sang dans les urines. Ce jour-là nouvelle hématurie totale qui dure 10 heures.

Le surlendemain hématurie également sans causes apparentes. L'urine mélangée au sang contient de nombreux caillots. Le sang s'échappe en dehors des mictions. Le malade a des douleurs dans l'urètre et une sensation de pesanteur au périnée.

20 *février*. — Il entre à la salle Velpeau en pleine hématurie. On fait l'aspiration pour enlever les caillots qui s'opposent à la sortie de l'urine et provoquent la rétention. Il en sort en grande quantité. Forte fièvre.

Le lendemain matin on place une *sonde à demeure*. Le malade est dès ce moment calmé.

27 *février*. — *Les urines ne sont plus sanglantes* mais légèrement troubles.

Examen de M. le Prof. Guyon. — Toucher rectal. Prostate longue et grosse. Le doigt arrive difficilement des deux côtés à l'extrémité postérieure.

9 *mars*. — Le malade sort de l'hôpital.

Observation X

Le nommé V..., âgé de 79 ans, est entré dans le service de M. le Prof. Guyon le 23 juin 1898, salle Velpeau, nº 7.

Antécédents personnels. — Pas de blennorragie.

Depuis 10 ans, de temps en temps, le malade urine la nuit sans se réveiller.

Mictions nocturnes avec diminution du jet, douloureuses, fréquentes (10 fois le jour).

1897. — 21 *octobre*. — Hémiplégie gauche passagère.

Depuis 2 mois, mictions fréquentes (toutes les heures le jour, 5 ou 6 fois la nuit), impérieuses, s'effectuant lentement et avec efforts. La nuit le malade urine malgré lui.

Jamais d'hématuries.

Jet sans force.

Cathétérisme en ville il y a 15 jours.

Examen de la consultation de la Terrasse.

Canal libre (saillie prostatique facilement perceptible).

Vessie. — Résidu, 250 grammes.

Capacité, plus de 300 grammes.

Prostate. — Très grosse, dure, irrégulière, bosselée, avec prolongement des vésicules séminales.

Examen de M. Albarran. — Urines infectées.

Canal libre, saillie du lobe médian.

Prostate un peu longue.

Vessie. — Résidu, 750 à 800 grammes.

Toucher rectal. — Prostate grosse, irrégulière, sur les parties latérales. Petit noyau médian induré.

Vésicules séminales grosses et indurées. Entre les 2 vésicules, le plastron rétro-vésical est dur et irrégulier.

29 *juin*. — Urines sanglantes.

Sonde à demeure.

1er *juillet*. — *Il n'y a plus de sang dans les urines,* qui sont troubles seulement.

6. — Le malade quitte le service. On lui enlève la sonde. Les urines sont encore troubles.

Observation XI

Le nommé T..., âgé de 66 ans, tailleur, est entré dans le service de M. le Prof. Guyon le 5 septembre 1894, salle Velpeau.

Antécédents personnels. — Pas de blennorragie.

Depuis 3 ans, mictions fréquentes (12 fois par nuit au mois d'avril, 20 à 30 fois maintenant). Les mictions sont moins fréquentes le jour. Elles sont difficiles.

Le malade se sonde lui-même depuis 2 ans.

Au début, hématurie totale qui a duré 5 ou 6 jours.

Depuis quelque temps, les urines sont troubles.

Les reins n'ont rien.

Prostate grosse.

Canal, léger anneau bulbaire laissant passer la boule n° 16.

Vessie peu sensible à la distension. Résidu de 50 grammes.

Depuis 6 mois, lavages à l'eau boriquée et au nitrate d'argent à 1/1 000 à la salle de la Terrasse.

Depuis 4 jours, hématurie très abondante. Le malade attribue cette hématurie à un sondage mal fait datant d'un mois environ et l'ayant fait saigner et souffrir. Depuis, il souffre en urinant.

8 *septembre.* — Les urines sont un peu plus claires. On place une *sonde à demeure.*

10 *septembre.* — *Il n'y a plus de sang dans les urines.*

17 *septembre.* — Le malade quitte l'hôpital n'ayant plus de sang dans les urines.

Observation XII

Le nommé M..., âgé de 77 ans, est entré dans le service de M. le Prof. Guyon le 6 juillet 1895, salle Velpeau, n° 4.

Antécédents personnels. — Fièvre typhoïde à l'âge de 8 ans ayant laissé surdité complète à gauche.

A 24 ans, maladie avec de la fièvre. C'est tout ce que le malade peut dire à ce sujet.

Blennorragie à 28 ans, bien guérie.

Jamais de récidive.

Il y a 5 ou 6 ans, le malade a eu une hématurie insignifiante, initiale.

Depuis cette époque, les mictions sont un peu fréquentes (6 à 7 fois le jour, 3 fois la nuit), pas douloureuses.

Abcès à la racine des bourses.

Il y a 3 semaines, hématurie abondante. Depuis cette époque, les urines sont constamment teintées de sang, aussi bien au repos que pendant la marche. Celle-ci n'a aucune influence sur l'hémorragie.

Il y a 12 jours, rétention complète. Le cathétérisme fait en ville a donné issue à une grande quantité d'urine sanglante et de caillots. Quelques jours après, les urines redeviennent plus claires, mais le malade continue à se faire sonder.

Il entre à l'hôpital le 6 juillet.

Examen. — Canal antérieur assez libre. Quelques points légèrement rétrécis.

Traversée prostatique friable, saignant facilement. Pour contourner la prostate, on est obligé de prendre un mandrin courbe,

Vessie peu sensible.

Urines troubles, non sanglantes,

Rein droit un peu augmenté de volume.

Prostate grosse à limites mal définies.

Périnée, fistule à la racine des bourses.

La température oscille autour de 38°.

Sonde à demeure.

9 *juillet.* — Les urines sont teintées de sang. La sonde est obstruée par les caillots. On fait des lavages répétés et prolongés de la vessie à l'eau boriquée.

10 *juillet.* — *Il n'y a plus de sang dans les urines.*

Observaton XIII

Le nommé M..., âgé de 74 ans, forgeron, est entré dans le service de M. le Prof. Guyon le 11 janvier 1900, salle Velpeau, n° 28.

Antécédents personnels. — Blennorragie à 17 ans.

Traumatisme violent dans la région lombaire à l'âge de 15 ans.

Depuis 3 ans environ, le malade a commencé à avoir des mictions fréquentes, impérieuses, jamais douloureuses.

Les urines sont claires, jamais hématuriques. Ces symptômes s'exagèrent jusqu'au mois d'octobre dernier. A cette époque, le malade urinait toutes les heures, jour et nuit.

Mictions impérieuses non douloureuses.

Jet nul.

Le malade, qui n'avait jamais eu de rétention jusqu'au 11 janvier 1900, vient ce jour-là pour une rétention durant depuis 10 heures. Elle est survenue à la suite d'efforts que le malade avait fait la veille pour retenir ses urines.

Le malade est sondé sur mandrin. On retire des urines troubles foncées, teintées de sang.

Toucher rectal, grosse prostate.

La prostate saigne beaucoup au passage de la sonde. On laisse la *sonde à demeure*.

L'hémorragie dure jusqu'au 25 janvier.

Le 29, on essaie de retirer la sonde. Les hémorragies reviennent à chaque cathétérisme.

Le 30, la sonde est replacée à demeure.

Le 31, *les urines ne contiennent plus de sang.*

Observation XIV

Le nommé B..., âgé de 64 ans, est entré dans le service de M. le Prof. Guyon, le 8 avril 1898, salle Velpeau, n° 16.

Antécédents personnels. — 3 blennorragies, la dernière il y a 30 ans.

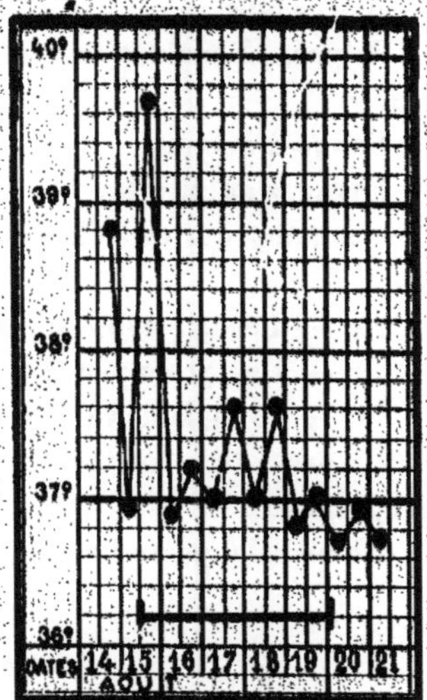

En août 1897.

Mictions sanglantes (au début) arrivant sans cause appréciable ne s'arrêtant pas au repos.

Mictions peu douloureuses, légère cuisson au bout de la verge.

Mictions un peu plus fréquentes que d'ordinaire.

Jet normal, non déformé.

Légère fatigue dans les reins.

Le malade entre à l'hôpital.

On lui met une *sonde à demeure* et on fait des lavages au nitrate d'argent (Courbe).

Il part 15 jours après.

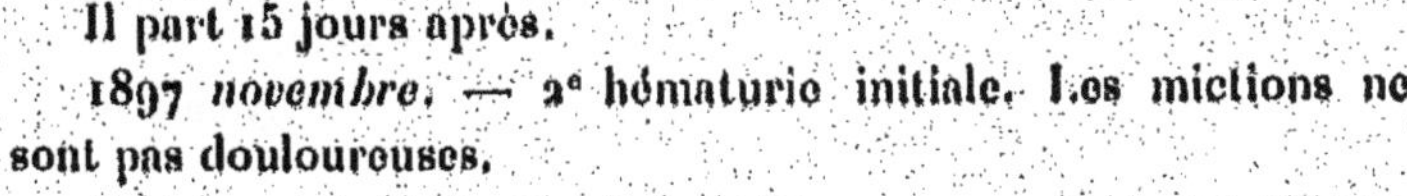

1897 *novembre.* — 2e hématurie initiale. Les mictions ne sont pas douloureuses.

Il va consulter à la salle de la Terrasse.

On lui fait des lavages. Au bout d'une dizaine de jours l'hématurie cesse.

8 *avril* 1898. — Le malade revient à l'hôpital pour une 3e hématurie, survenue sans cause appréciable. Une heure ou deux avant, le malade a une sensation de pesanteur et de chaleur dans le bas-ventre.

Dans les urines il y a quelques caillots de 3 ou 4 centimètres environ.

Il entre dans le service.

Examen de M. Albarran.

Hypospadias.

Sondage. Urines un peu plus rouge foncé à la fin.

Canal libre.

Vessie. Résidu 50 à 60 grammes.

Toucher. Prostate grosse, irrégulière également développée des deux côtés.

Palper. Le malade se contracte. Il est impossible de le pratiquer.

Sonde à demeure.

Lavages au nitrate.

L'examen cystoscopique est impossible à cause de l'hémorragie.

15. — Les urines ne sont presque plus sanglantes.

17. — Urines un peu troubles non hématuriques.

30. — Le malade va très bien, *il n'urine plus de sang*.

La prostate a un peu diminué de volume et semble moins irrégulière.

Le malade quitte l'hôpital très amélioré.

Observation XV

Le nommé D..., âgé de 58 ans, est entré dans le service de M. le Prof. Guyon, le 12 février 1900, salle Velpeau, nº 8.

Depuis le 25 décembre le malade se faisait soigner à la consultation de la Terrasse pour mictions fréquentes (10 à 12 fois la nuit, 10 fois le jour. Elles étaient un peu douloureuses au début et à la fin.

Jamais d'hématuries.

Son traitement n'amenant pas d'amélioration, il entre à la salle Velpeau le 12 février.

Le malade a soif.

La langue est sèche,

Il urine toujours souvent (15 à 20 fois la nuit, autant le jour).

Les urines ne sont ni troubles ni hématuriques.

Quelques jours avant son entrée, le malade se sonde 4 fois lui-même et 2 fois il urine du sang. Ces hématuries étaient terminales, formées de sang pur avec quelques caillots. Peu douloureuses.

Dès son entrée on met une sonde à demeure.

A la suite d'une secousse, dit le malade, il se produisit une hématurie terminale plus abondante.

Examen.

Canal libre, l'exploration révèle une prostate longue.

Le malade ne vide pas sa vessie.

La voiture provoque des douleurs vésicales sans irradiation. Elle ne provoque pas l'hématurie.

Toucher rectal. Prostate grosse, ferme, hypertrophiée surtout à droite, on atteint difficilement sa limite supérieure.

Constipation rebelle depuis septembre 1899. Modifiée par le traitement général que le malade a suivi à la salle de la Terrasse.

L'examen des urines pratiqué le 4 janvier par M. Motz a donné le résultat suivant.

Urines. Acides.

Cellules épithéliales.

Leucocytes.

Bactéries nombreuses.

Néoplasme prostatique.

12 *février* 1900. — Hématurie légère.

Sonde à demeure.

Le malade se lève avec sa sonde. Il éprouve une sensation de piqûre, et les urines deviennent beaucoup plus sanglantes.

13. — Hématurie.

Sonde à demeure.

14. — Les urines sont beaucoup plus claires.

On change la sonde.

15. — *Les urines sont claires.*

Sonde à demeure.

16, 17, 18 et 19. — Sonde à demeure.

Urines claires.

20. — Le malade n'a pas été à la selle depuis 2 jours.

On le purge.

On enlève la sonde à demeure.

b) Il me reste à dire quelques mots sur le rôle de la sonde à demeure dans les *rétentions vésicales*, voire même dans les rétentions rénales.

La rétention vésicale provient soit de l'augmentation de la résistance à la traversée de l'urètre, soit de la diminution de la puissance contractile de la paroi vésicale, destinée à exprimer l'urine à travers le canal excréteur.

La résistance est diminuée, je l'ai dit, par la sonde qui agit utilement sur l'urètre dans son entier, et en particulier sur la région prostatique.

La puissance du muscle vésical y gagne également.

En effet, ou bien il s'agit d'un accident passager, une rétention aiguë, due à la fatigue et à l'épuisement momentané du muscle, ou bien il s'agit d'un accident habituel dépendant déjà de lésions anatomiques profondes et bien constituées dans la paroi vésicale.

Dans le premier cas, la sonde à demeure vient en aide au muscle, supprime momentanément sa fonction et lui permet de se reposer pour reprendre ultérieurement son rôle. Genouville, dans sa thèse, montre que cet état qu'il appelle asystolie de la vessie est très rapidement amélioré par des cathétérismes réguliers et fréquents. L'action des sondages intermittents ou du sondage permanent est la même, leur but identique est le repos du muscle vésical.

Dans le deuxième cas, elle fait disparaître le réservoir urinaire, et s'oppose à la fois au progrès des lésions musculaires et à la congestion qui accompagnent forcément ces rétentions chroniques.

J'apporterai ici quelques observations dans lesquelles il est aisé de constater le retour de la vessie à ses fonctions normales après quelques jours de repos fonctionnel dû à la sonde à demeure.

Observation XVI

Le nommé M..., cordonnier, âgé de 68 ans, est entré dans le service de M. le Prof. Guyon, le 13 septembre 1894, salle Velpeau, nº 26.

Jamais de blennorragie.

Jamais de syphilis.

Hernies crurales.

Depuis 5 ans mictions nocturnes fréquentes (toutes les heures).

Urines claires.

Bon appétit. Digère bien.

Le 20 février 1891. — Rétention aiguë complète qui dure jusqu'au 21, où il est sondé à l'hôpital. Il reste dans le service. Au bout d'un mois le malade se sonde seul.

Urines claires.

Mictions fréquentes, pas douloureuses.

12 *septembre* 1894. — Nouvelle rétention. Le malade entre à l'hôpital où on le sonde. On lui fait des lavages.

13. — *Sonde à demeure.*

19. — On retire la sonde.

25. — Le malade sort. *Il urine facilement.*

Observation XVII

Le nommé V..., Victor, âgé de 73 ans, est entré dans le service de M. le Prof. Guyon, le 1er octobre 1895, salle Velpeau, n° 4.

1 blennorragie il y a 55 ans.

Il y a 10 jours, rétention aiguë. Le malade ne peut uriner même avec de grands efforts. Il urine la nuit peu à peu malgré lui, et dès qu'il se lève il ne peut uriner.

Au bout de 4 ou 5 jours le malade est sondé une fois par jour. Chaque cathétérisme est suivi d'un lavage.

1er *octobre.* — Il entre dans le service de M. le Prof. Guyon, n'ayant pas été sondé depuis 15 heures. On lui laisse *la sonde à demeure* pendant 24 heures.

Tre 39°,5.

3. — La température est tombée à 36°8.

Le malade urine sans sonde avec quelques efforts.

7. — *Le malade urine bien sans sonde.*

Observation XVIII

Le nommé V..., François, âgé de 74 ans, est entré dans le service de M. le Prof. Guyon, le 1er mars 1896, salle Velpeau, n° 10.

Antécédents personnels. — Jamais de blennorragie.

Hydrocèle gauche depuis 10 ans.

Il y a 2 ans, 1re crise de rétention, traitée dans le service, salle de la Terrasse.

Il y a 1 an, on le sonde et on lui lave la vessie à l'acide borique et au nitrate d'argent.

Depuis ce temps les mictions sont très fréquentes, impérieuses. Douloureuses à la fin.

Il y a 8 mois, 2e crise de rétention soignée aussi à la Terrasse.

Actuellement :

3e rétention depuis 4 jours.

Besoins d'uriner incessants la nuit et le jour. Moins accentués le jour, le malade étant sondé deux fois.

Impossibilité absolue d'uriner.

Examen. Canal libre.

Prostate grosse.

2 *mars*. — Examen de M. le Prof. Guyon.

Toucher rectal. Prostate étalée, sans bosselures, ferme, épaisse surtout à droite. Peu de dimensions longitudinales, dimensions surtout transversales.

8. — *Sonde à demeure.*

9. — Le malade commence à uriner spontanément. On lui fait deux sondages par jour. Résidu 300 grammes.

12. — Hématurie.

13. — *Sonde à demeure.*

16. — On enlève la sonde. Il n'y a plus de sang dans les urines. Prostate diminuée de volume.

20. — *Le malade vide sa vessie.*

27. — Examen de M. le Prof. Guyon.

Toucher rectal. Le lobe gauche est le plus volumineux. Le doigt atteint son extrémité supérieure.

L'extrémité inférieure est sentie au niveau de la deuxième phalange.

Épaisseur seulement en dehors. Ce point est également plus consistant, tandis que le reste de la prostate est souple.

Lobe droit plat, un peu consistant au niveau de l'extrémité inférieure et du bord latéral droit.

L'extrémité supérieure est facilement atteinte.

Ponction d'hydrocèle.

4, 5 *avril*. — Hématurie pendant la nuit.

Sort le 10 avril.

Tout ce que je viens de dire de la vessie est également applicable au rein, car en diminuant la congestion et la tension vésicales on agit heureusement sur les voies urinaires supérieures.

Les exemples de *diminution très notable de volume d'un rein ou des deux reins après l'emploi de la sonde vésicale à demeure* se rencontre plus souvent qu'on ne le croit et surtout plus souvent qu'on ne le dit. Je l'ai constaté par moi-même à maintes reprises et si les observations publiées n'en sont pas plus fréquentes, cela tient uniquement à ce que bien souvent chez les prostatiques, on oublie, sinon de s'assurer journellement de l'état des reins, du moins de noter les résultats précis d'observation obtenus chaque jour. Quant à savoir à quoi il faut attribuer exactement la diminution de volume des reins, il est bien difficile de le dire. Est-ce à une *diminution de congestion* ? Est-ce à une *diminution d'une poche de rétention rénale* ? Dans ce dernier cas, on peut sentir sur la partie interne du rein, une portion plus flasque qui semble comme entourée sur sa partie externe d'une coque de tissu rénal plus résistant, mais, il faut bien le dire, c'est là un signe inconstant et peu sûr. Pour être certain du diagnostic il faudrait cathétériser le rein à plusieurs reprises et s'assurer ainsi qu'il n'y a pas de rétention. Dans ce cas particulier, cette exploration est au moins inutile et peut être dangereuse. Elle n'aurait d'ailleurs qu'un intérêt purement scientifique, étant donné qu'on se trouve en présence d'un fait précis, bien constaté dont je puis rapporter en particulier l'exemple suivant :

Observation XIX.

Le nommé F..., âgé de 63 ans, peintre en porcelaine, est entré dans le service de M. le Prof. Guyon le 28 octobre 1899, salle Velpeau, nº 24.

Antécédents personnels. — Depuis 5 ou 6 ans, le malade a commencé à uriner la nuit surtout vers le matin. Cette fréquence va en augmentant jusqu'à il y a un mois.

A ce moment, les mictions deviennent fréquentes (toutes les heures le jour, 2 ou 3 fois la nuit). Elles sont douloureuses pendant toute leur durée. Ces douleurs sont localisées au gland. Le jet diminue de force. Le malade est obligé de faire des efforts considérables et continus pour expulser son urine.

10 *octobre* 1899. — Le malade a de l'incontinence à la suite d'exercices violents. Besoins fréquents d'uriner. Les efforts ne donnent issue qu'à quelques gouttes d'urine.

Urines claires.

Jamais d'hématuries.

28 *octobre* 1899. — Rétention complète. La sonde donne 14 ou 15 grammes d'urines claires.

Exploration métallique, vessie à colonnes.

Toucher rectal. — Prostate petite.

Reins, O.

30 *octobre*. — Hématurie par décongestion.

Sonde à demeure.

31 *octobre*. — Les urines sont moins sanglantes.

1er *novembre*. — La sonde a mal fonctionné. La température s'élève à 39°,4. On remet la sonde en place.

2 *novembre*. — Température, 37°,2.

Le soir, 38°.

3 *novembre*. — Température normale.

Urines claires.

9 *novembre*. — On enlève la sonde. Température normale.

14 *novembre*. — Le malade sort.

18 *février* 1900. — Le malade entre salle Velpeau, n° 2.

Rétention. Urines troubles.

On sent le rein droit très gros.

Sonde à demeure.

Température le soir, 39°.

19 *février*. — Température matin, 39°.

Température du soir, 39°,4.

20 *février*. — Température du matin, 37°,4.

Température du soir, 38°,6.

21 *février*. — Température, 37°.

22 *février*. — Le malade est beaucoup plus tranquille, son intelligence est revenue un peu.

Le rein a beaucoup diminué de volume.

23 *février*. — La sonde a mal fonctionné. La température remonte à 38°. L'état général s'est aggravé.

On fait une cystostomie sus-pubienne.

25 *février*. — Le malade meurt.

IV. — Action de la sonde sur l'infection et l'état général.

La sonde agit contre l'infection à deux périodes différentes : avant qu'elle ne soit établie, c'est une action préventive, après qu'elle est installée, c'est une action palliative ou même curative.

Je ne voudrais pas revenir ici sur les conditions qui provoquent l'infection vésicale ou l'infection rénale. Elles ont été particulièrement étudiées par mes maîtres M. le Prof. Guyon et M. le Dr Albarran. Il est bien montré et c'est chose reconnue actuellement partout, que la rétention est la meilleure condition qu'on puisse rêver pour le développement de l'infection des voies urinaires. La sonde à demeure en agissant contre cette rétention a donc une action préventive particulièrement utile. Mais il faut

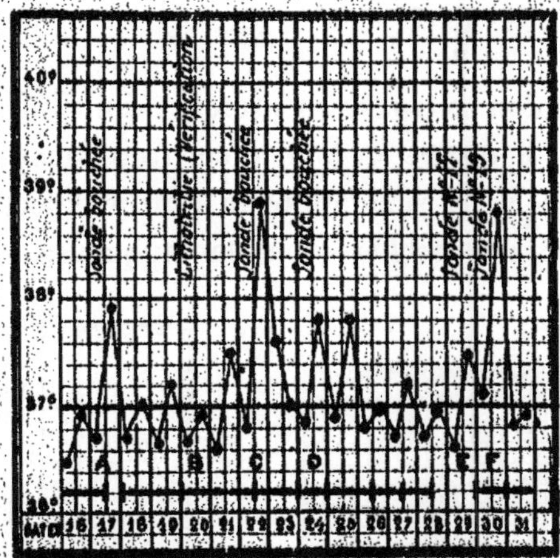

Ascension de température due à l'obstruction de la sonde.

faire remarquer ici, et c'est un point de pratique très

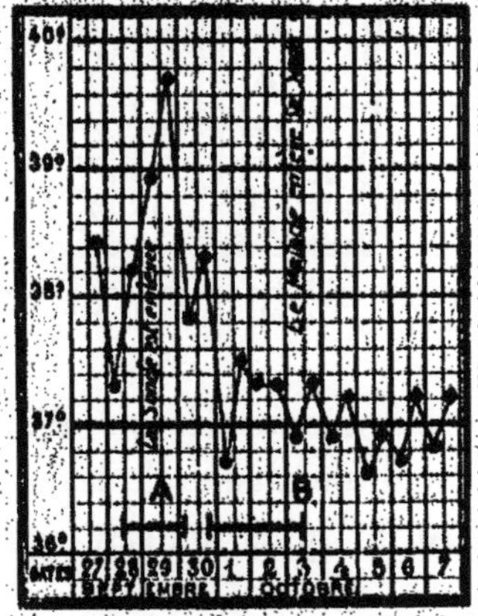

Enlèvement prématuré de la sonde.

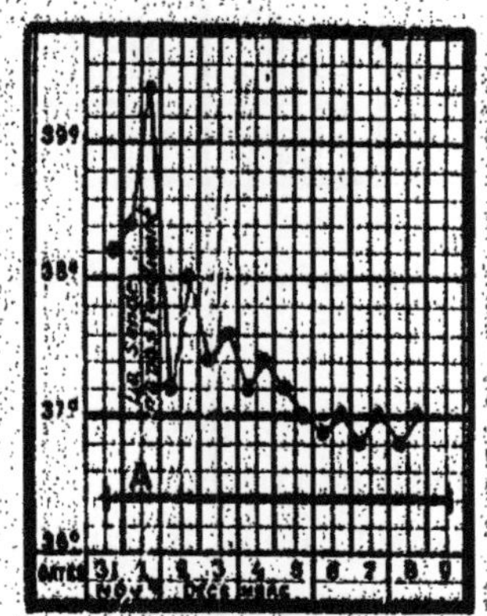

Ascencion de T. due au mauvais fonctionnement de la sonde.

important, qu'on doit chez les retentionistes, non encore

infectés, prendre des soins d'antisepsie plus particuliers ; les remarques précédentes suffisent à en démontrer l'importance.

Lorsqu'on se trouve en présence d'un infecté urinaire la sonde à demeure est le meilleur traitement à employer. Elle empêche la stagnation de l'urine infectée dans des canaux ou des poches, dont la muqueuse enflammée a

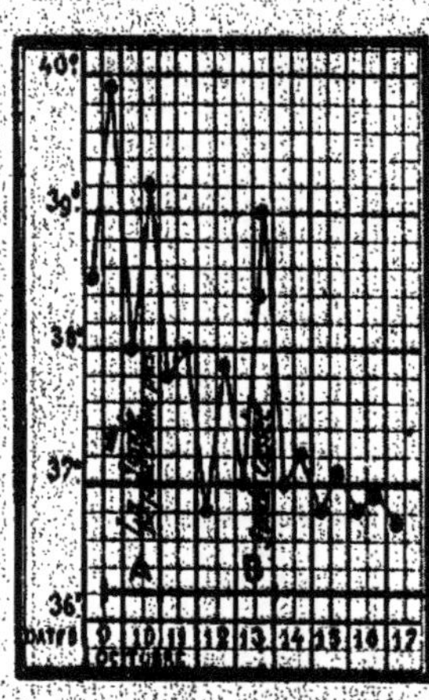

Mauvais fonctionnement de la sonde.

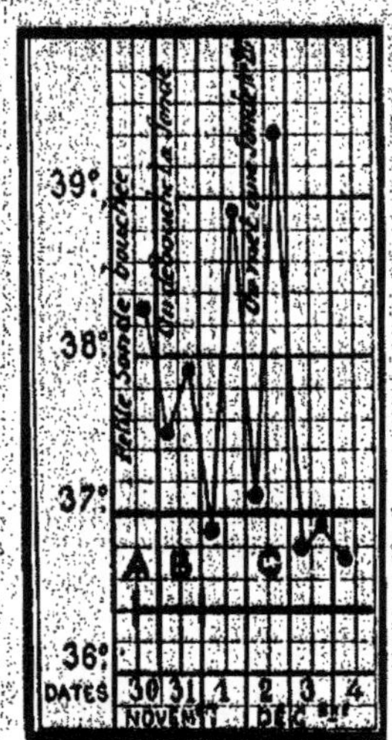

Chute de T. due à la mise en place d'une sonde bien calibrée.

acquis une puissance d'absorption considérable, d'autre part, elle permet sans nouveau traumatisme de laver une vessie, dont le contenu n'est le plus souvent qu'un bouillon de culture.

Et cela est si vrai que lorsque chez un infecté urinaire, la sonde à demeure se trouve déplacée ou fonctionne mal pour une cause quelconque, qu'elle soit bouchée par un grumeau de pus, ou oblitérée par un débris ; on voit aussitôt la température marquer, par une ascension, ce défaut de drainage. L'étude de ces courbes est à ce point de vue particulièrement intéressante. J'en rapporterai quelques-unes très typiques, sur lesquelles, pour ne pas allonger inutilement le texte, je marquerai les causes qui ont provoqué l'hyperthermie.

Non seulement dans ces cas de sonde mal placée ou de drainage insuffisant la température s'élève, mais encore les autres symptômes généraux de l'infection urinaire apparaissent. La langue devient sale ou sèche et rôtie, les troubles gastro-intestinaux s'installent, les lésions pulmonaires s'accusent, bref tous les signes de l'infection urinaire s'associent plus ou moins et pour peu qu'on rétablisse un bon drainage et que le sujet ne soit pas arrivé dans un état extrême, on les voit tous s'amender et même disparaître à la suite de ce simple traitement local qui paraîtrait au chirurgien inexpérimenté, devoir être, à première vue, insuffisant.

Le vrai *traitement de l'infection urinaire*, le premier à employer, le plus simple, le plus sûr, c'est le *drainage vésical.* A l'appui de ce que je viens de dire je citerai les observations suivantes :

Observation XX.

Le nommé B..., Jules, âgé de 65 ans, terrassier, entre dans le service de M. le Prof. Guyon le 3 janvier 1899, salle Velpeau, n° 12.

Antécédents personnels. — Jamais de blennorragie.

Depuis 10 ans, mictions fréquentes.

Depuis 3 ans, mictions plus fréquentes (7 à 8 fois par jour et autant la nuit).

Mictions difficiles au début.

Jet sans force.

Jamais d'hématurie.

Depuis 6 mois, le malade perd ses urines sans s'en apercevoir.

Depuis 10 jours, le malade a des frissons, des maux de tête, une soif vive. Il n'a plus d'appétit.

Il se plaint de douleurs lombaires.

Le 3 janvier, il entre à l'hôpital ayant 39° de température.

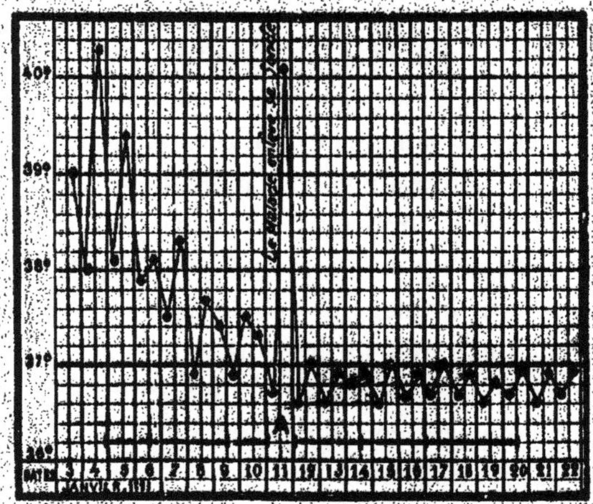

Examen : Méat étroit.

Canal libre.

Urines troubles.

Prostate grosse, lisse, régulière.

On place une sonde à demeure.

La température baisse jusqu'au 11 où le malade enlève lui-même sa sonde. Le soir, le malade est pris d'un grand frisson et la température remonte à 40°,2.

Le lendemain matin, on remet la *sonde à demeure*. La température tombe à 36°,6 et se maintient aux environs les jours suivants.

Le malade a des sueurs abondantes. Il souffre d'une céphalalgie intense.

La langue est rôtie, rouge sur les bords.

La soif est vive et l'appétit nul.

Le 20 janvier, on enlève la sonde. La température est normale. Le malade est sondé à 4 heures du matin.

23 *janvier.* — Le malade ne souffre pas. Il ne peut uriner sans sonde. On lui fait le cathétérisme 3 ou 4 fois par jour. Les urines sont moins troubles, mais pas tout à fait claires cependant.

27 *janvier.* — *Le malade va bien.*

3 *février.* — Le malade quitte le service. Il est toujours obligé de se sonder (Voir courbe de température).

Observation XXI.

Le nommé G..., âgé de 70 ans, cordonnier, est entré dans le service de M. le Prof. Guyon, le 18 avril 1896, salle Velpeau, n° 23.

Antécédents personnels. — Blennorragie à 20 ans ayant duré 5 mois. Sans complications.

Il y a 4 ans, mictions fréquentes, surtout nocturnes.

Il y a 3 ans, rétention aiguë complète. Il est sondé en ville.

Il continue à se sonder lui-même pendant 2 mois, au bout de ce temps, il recommence à uriner seul.

Depuis cette époque, le malade se plaint de fréquence diurne et surtout nocturne.

Douleurs en urinant.

En mars 1896, nouvelle crise de rétention complète. Le malade se sonde lui-même.

Il vient à la consultation de la salle de la Terrasse. A l'examen, on trouve :

Urines claires.

Canal libre.

Prostate très congestionnée, saignant au moindre contact, le lobe droit paraissant plus volumineux. On est obligé de le sonder sur mandrin. La vessie ne se vide pas, on fait sortir deux litres d'urine.

Reins, O.

Il est entré à l'hôpital le 18 avril 1896.

On fait des cathétérismes intermittents.

Le 22 avril, la température monte à 38°.

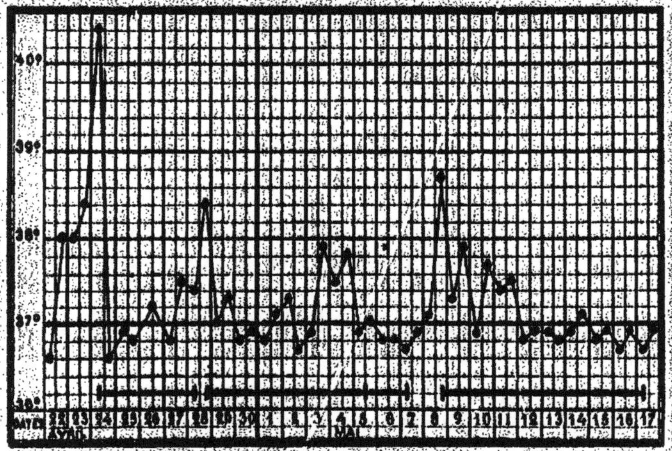

Le 24, l'ascension continue jusqu'à 40°,4.

On met une *sonde à demeure.*

La fièvre tombe le soir.

Le 28 avril, on enlève la sonde. La température monte à 38°,4.

On remet la sonde. La température baisse.

Le 7 mai, on enlève la sonde à nouveau. Ascension à 38°,7.

Le 8, on la remet. Chute de température jusqu'au 17, où la *température reste normale* après l'ablation de la sonde.

Le malade sort le 14 juin.

Observation XXII.

Le nommé H..., âgé de 75 ans, est entré dans le service de M. le Prof. Guyon, le 2 mai 1894, salle Velpeau, n° 26.

Antécédents personnels. — Il y a 50 ans, chancre mou du gland.

Les troubles urinaires remontent seulement, au dire du malade, à une année.

A ce moment, les mictions sont devenues pénibles, exigeant de violents efforts.

Le jet est à peu près nul.

Les urines sont claires habituellement. Quelquefois cependant elles deviennent troubles.

Il y a tantôt de la fréquence (8 à 10 fois jour et nuit), tantôt pas.

Le malade ne s'est jamais sondé.

Il y a 5 jours, sans cause, survient une hématurie totale, l'urine est mélangée de sang et de caillots.

Cette hématurie dure les 2 jours suivants.

Depuis 2 jours le malade est sondé 2 fois par jour.

Examen le 2 mai.

Canal libre.

La traversée prostatique est longue et ne présente aucun arrêt.

Une sonde molle ne peut franchir la région membraneuse. Une sonde béquille n° 18 passe facilement.

Toucher rectal. Prostate souple étalée peu épaisse.

La double palpation ne fait sentir aucun relief prostatique.

La vessie ne se vide pas, elle n'est pas sensible à la distension.

Les urines sont claires.

Le malade est sondé 3 fois par jour et lavé matin et soir à l'eau boriquée et au nitrate d'argent à 1/1 000.

6 *mai.* — Le malade ne peut uriner sans sonde. Il se sonde lui-même.

Les urines sont claires.

10. — Même état.

12. — Le malade quitte le service.

4 juin. — Le malade rentre dans le service. Pendant les 15 jours qui suivirent sa sortie, il ne présenta aucun trouble. Il se sondait facilement avec une sonde béquille. A la suite d'une course en voiture, il ressentit une violente douleur dans le canal, et il lui fut impossible de se sonder. Les tentatives amènent une hémorragie. Il essaya avec une sonde plus petite et ne réussit pas. Il fait des efforts et parvient à faire pénétrer la sonde. Il s'écoule du sang en grande abondance.

En venant à l'hôpital, il éprouva de violents besoins d'uriner, mais fait des efforts sans y parvenir. Il expulse seulement quelques gouttes de sang. On le sonde dans le service avec une sonde béquille et on retire de l'urine mélangée à du sang.

État général satisfaisant.

On laisse la *sonde à demeure.*

5. — Les urines ne sont plus sanglantes. Elles sont légèrement troubles.

Lavages au nitrate d'argent à 1/1 000.

7. — Urines troubles. Les lavages sont continués.

8. — La sonde est enlevée.

Le soir on essaie de sonder le malade, mais la sonde béquille ne pénètre pas dans la vessie, on la conduit avec un mandrin et on la fixe à demeure.

Température vespérale 37°,6.

9. — Température du matin 37°,8.

La langue est sèche, la soif vive.

L'appétit est conservé et le sommeil normal.

Température vespérale 38°,4.

10. — État général plus mauvais.

Température matin 36°,8

Température soir 38°,8.

12. — On enlève la sonde qu'on remplace par une mieux adaptée au canal, n° 17.

13. — La température baisse. L'appétit est toujours bon. La soif est toujours très vive.

La langue est plus humide.

Les lavages sont continués.

15. — L'état général est satisfaisant, la sonde est enlevée.

16. — Le malade se sonde lui-même à l'aide d'une sonde béquille n° 16.

Le canal est un peu dur. Mais la sonde passe maintenant facilement.

Urines toujours un peu troubles.

17. — Même état. Les urines s'éclaircissent.

18. — Les urines sont presque claires. État général excellent.

23. — Urines claires. Le malade *se sonde lui-même facilement, son état général est excellent.*

Il quitte le service.

Observation XXIII.

Le nommé C... Hippolyte, âgé de 70 ans, est entré dans le service de M. le Prof. Guyon, le 19 février 1896, salle Velpeau, n° 23.

Antécédents personnels. — Plusieurs blennorragies dans sa jeunesse.

Depuis 6 mois, le malade s'aperçoit que son urine s'échappe involontairement.

Les mictions sont faciles, non douloureuses, mais impérieuses.

La fréquence est plus grande le jour.

Depuis un mois.

Mictions douloureuses. Sensation de brûlure dans le canal se prolongeant un peu après la fin de la miction.

Mictions fréquentes toutes les demi-heures le jour, jamais la nuit.

Cathétérisé il y a 4 jours. On lui fait une fausse route. Depuis les mictions sont très fréquentes (40 fois la nuit).

Langue sèche. Appétit nul.

Urines troubles depuis 1 mois.

Cathétérisme explorateur, fait facilement saigner le malade.

Toucher. Prostate pas très grosse.

La vessie ne se vide pas. Résidu 100 grammes.

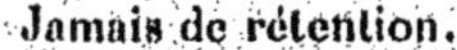

Jamais de rétention.

20 *février*. — On met une sonde à demeure.

T. 39°,6.

24. — On retire la sonde.

28. — Le malade sort.

Le 7 *septembre* 1898. — Le malade revient dans le service.

Depuis 6 mois la fréquence des mictions a augmenté (6 fois le jour, 6 fois la nuit).

Mictions douloureuses à la fin.

Il y a 3 semaines.

Mictions fréquentes (10 fois le jour et 12 fois la nuit), impérieuses. Douloureuses au niveau du périnée.

Hématurie terminale depuis 2 mois. Cette hématurie est inconstante et très peu abondante.

Urines tantôt claires, tantôt troubles ou sanguinolentes.

Jamais de douleur abdominale ni lombaire.

Examen. La sonde béquille ne passe pas, peut-être moins à cause de la prostate, qu'à cause de la cicatrice de la fausse route.

Elle est introduite dans la vessie sur un mandrin courbe et laissée à *demeure*.

Prostate saignante.

Rétention 100 grammes.

Capacité vésicale normale.

Urines claires.

8. — Le malade a uriné un peu de sang par sa sonde. Il en est passé aussi entre la sonde et l'urètre.

10. — Le malade a toujours la sonde à demeure.

Il se sent mieux sous tous les rapports.

Urine chargée, odeur forte.

12. — Lavage au nitrate d'argent.

Sonde à demeure.

15. — Accès de fièvre.

Changement de la sonde.

La nouvelle est introduite à l'aide d'un mandrin courbe.

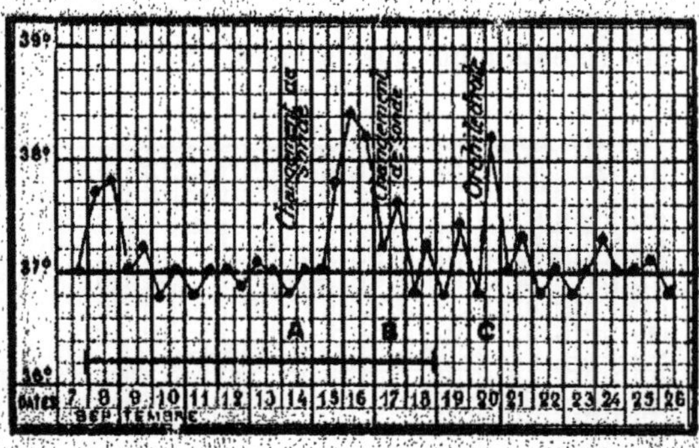

17. — La fièvre est tombée.

18. — On enlève la sonde.

20. — Poussée d'orchite à droite.

La sonde n'est pas replacée par crainte d'infection.

Les jours suivants l'état général est satisfaisant. Les urines sont toujours un peu troubles.

26. — Le malade sort. Il viendra se faire laver à la consultation de la Terrasse.

Observation XXIV.

Le nommé V..., âgé de 64 ans, est entré dans le service de M. le Prof. Guyon, le 20 octobre 1895, salle Velpeau, n° 21.

Antécédents personnels. — Blennorragie il y a 44 ans, ayant duré 15 jours.

Orchite double à cette époque.

Depuis un an urine 2 ou 3 fois par nuit.

Depuis 6 mois.

Difficultés pour uriner après les repas, la marche prolongée.

Urine 3 ou 4 fois par jour, et peu à la fois.

Retard de la miction surtout quand le malade fait quelques efforts.

Il y a quelques jours, après une marche le malade ayant pris froid, fait une rétention qui dure 2 jours.

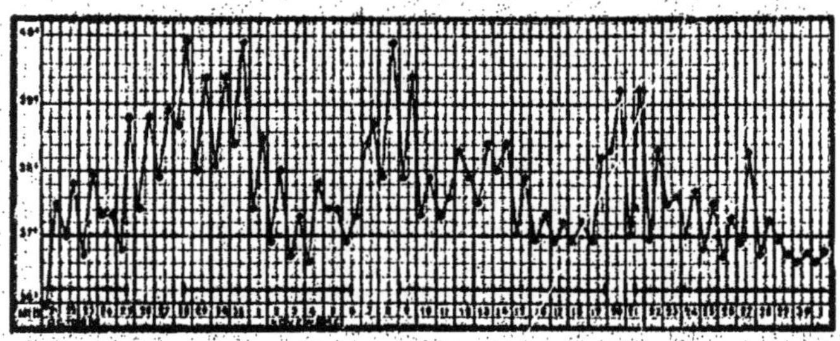

Il n'a pas pu être sondé chez lui.

A son arrivée dans le service, on lui fait une ponction hypogastrique et on retire environ un verre d'urine.

Sonde à demeure quelques heures après.

Urines sanglantes.

21. — Sonde à demeure jusqu'au 25 octobre.

Ascension de température.

28. — On remet la sonde à demeure.

6 *novembre.* — On retire la sonde.

Ascension de température.

8. — On remet la sonde.

19. — On retire la sonde.

Nouvelle ascension de température.

21. — On remet la sonde.

2 *décembre*. — On retire la sonde.

La température reste normale.

Le malade sort le 7 décembre se sondant lui-même facilement.

10. — Le malade essaie de passer sa sonde mais sans résultat. Il vient à l'hôpital où on le cathétérise sur mandrin. Il y eut un écoulement de sang et aujourd'hui ses urines sont presque complètement sanglantes.

On met *la sonde à demeure*.

12. — *Les urines sont claires*.

18. — Le malade sort.

Les urines sont claires.

Observation XXV

Le nommé D... Ollivier, âgé de 69 ans, est entré dans le service de M. le Prof. Guyon le 14 janvier 1895, salle Velpeau, n° 2.

Jamais de blennorragie.

Aucun antécédent urinaire.

Depuis très longtemps le malade est obligé de se lever la nuit pour uriner.

Depuis 10 ans fréquence diurne 10 à 12 fois et la nuit 1 fois ou 2.

Pas de douleurs en urinant.

Depuis 3 ou 4 ans le malade a eu 5 ou 6 fois de la difficulté pour uriner. Rétentions durant un quart d'heure à une demi-heure.

Le 13 janvier, rétention complète.

Un médecin le sonde avec difficulté.

Urétrorragie.

M. Hallé lui met une *sonde à demeure* et l'envoie à l'hôpital. Il entre le 14 janvier.

Urines un peu teintées de sang. Au début quelques petits caillots.

Vessie pas sensible, régulière.

Canal libre, saignant au contact.

Toucher rectal. Prostate molle, extrêmement volumineuse, lisse. Le lobe gauche est senti par le palper abdominal et remonte à deux travers de doigt au-dessus du pubis.

Reins, néant.

15 *janvier*. — Urines encore sanglantes.

Il sort un petit caillot en débouchant la sonde.

17. — Le malade n'urine pas spontanément, on le sonde 2 fois par jour, il ne souffre pas.

Les urines sont troubles.

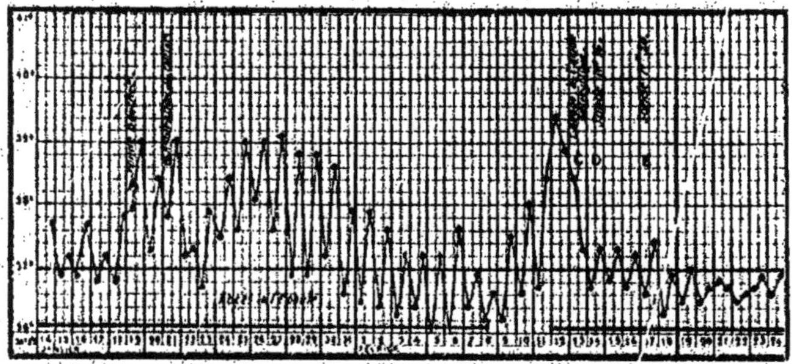

18. — La vessie saigne facilement après le cathétérisme.

19. — Il y a des caillots sanguins dans la vessie.

T. 39°.

20. — Il y a toujours du sang dans la vessie.

T. 38°. Sonde à demeure.

22. — Il a uriné 600 grammes dans les 24 heures.

T. 38°.

25. — Oscillation de T. 37,7 à 39.

26. — Incision d'une longueur de 5 à 6 centimètres partant du sommet de l'épaule et descendant sur la partie postéro-externe du bras. On incise successivement la peau, le tissu cellulaire et

le deltoïde. Il ne s'écoule qu'une légère quantité de pus jaunâtre.

8 *février*. — On enlève la sonde.

Ascension de température.

12. — On remet la sonde.

14. — On fait un lavage à l'acide salycylique.

15 au 17. — Sonde à demeure n° 16.

17. — Pas de sonde.

18. — On remet la sonde à demeure n° 20 qui reste jusqu'au 1er mars.

12 *mars*. — On trouve un résidu vésical de 50 grammes. Le malade urine presque toujours spontanément depuis que la sonde à demeure a été retirée.

15. — Le malade sort, *vidant complètement sa vessie* (courbe).

Observation XXVI.

Le nommé D... André, âgé de 72 ans, est entré dans le service de M. le Prof. Guyon, le 27 octobre 1896, salle Velpeau, n° 24.

Antécédents personnels. — Pas de maladies vénériennes.

1895. — Il y a un an à la suite de fatigues ou de repas copieux les mictions deviennent plus difficiles et surtout fréquentes la nuit. Les urines sont très abondantes (2 litres par nuit).

Juillet 1896. — Mictions fréquentes, toutes les heures la nuit.

Pas difficiles.

Jet sans force.

Urines claires.

21 *octobre*. — Rétention aiguë complète durant 6 heures. Sans cause apparente. Le malade a pris de la tisane qui l'a fait un peu uriner.

Depuis, les mictions sont très difficiles, difficulté qui augmente avec les efforts. Elles sont fréquentes (toutes les 25 minutes la nuit, toutes les heures le jour).

Jamais d'hématurie.

Urines claires.

26. — Le malade vient dans le service de la Terrasse. Le cathétérisme a donné issue à une grande quantité d'urine.

Canal libre.

Urine claire.

Vessie très distendue, contient 1 litre d'urine, malgré la fréquence des mictions de la nuit.

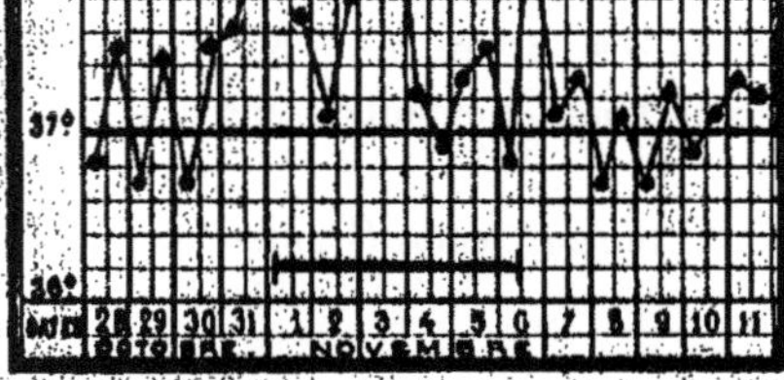

Prostate grosse, saillante.

27. — Le malade entre à l'hôpital.

30. — Examen de M. Pasteau.

Prostate volumineuse régulière, sans induration.

31. — Le malade a saigné à la suite du cathétérisme.

1er *novembre*. — Sonde à demeure avec fausset.

Le malade retire le fausset toutes les minutes et vide complètement sa vessie.

Hématurie consécutive. La vessie est pleine de caillots.

2. — Évacuation de la vessie par aspiration au moyen de la seringue et d'une grosse sonde métallique.

Sonde à demeure.

6. — Le malade est très soulagé. Les urines sont redevenues claires.

On enlève la sonde à demeure.

14. — Le malade quitte le service. *Il se sonde facilement.*

1898. — 13 *septembre*. — Le malade est admis d'urgence à l'hôpital. Il a une rétention complète. Cathétérisme facile.

Sonde à demeure.

14. — Le malade ne vide pas sa vessie. La sonde no 17 poussée dans la vessie donne issue à 150 grammes d'urine bourbeuse, peu odorante.

Mictions. Fréquence toutes les demi-heures le jour.
5 ou 6 fois la nuit.
Impérieuses.
Douloureuses au début surtout pendant l'envie.
Faciles.
Urines claires.

15. — Résidu vésical, 150 grammes.

Lavages de la vessie et évacuation.

Prostate très grosse, régulière, lisse.

19. — Frisson. Urines sales.

Sonde à demeure.

21. — L'état général s'améliore.

26. — La sonde reste à demeure.

Le malade est maintenant apyrétique grâce à cela.

Il est très adipeux et respire mal dans la position horizontale.

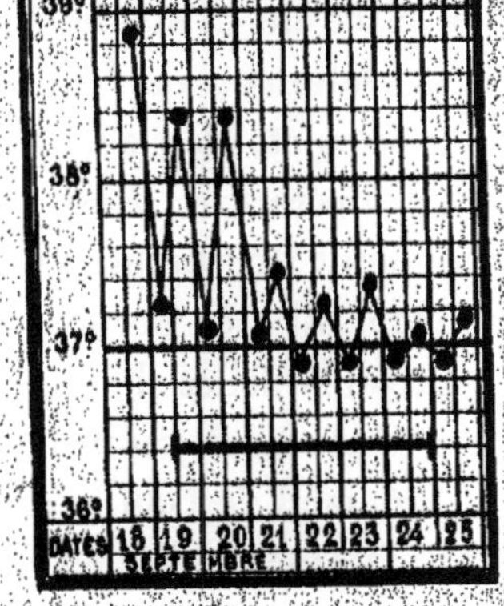

28. — Une sonde poussée trop profondément fait saigner le malade.

30. — On la retire légèrement.

Octobre. — Les urines sont moins odorantes. Elles sont plus claires.

L'état général du malade s'améliore en même temps.

7. — Le malade a toujours sa sonde.

On supprime les lavages.

16. — Les urines présentent toujours une fétidité spéciale. *Elles sont plus claires.*

Le malade vide complètement sa vessie.

Il quitte le service.

L'urine septique étant continuellement transportée

au dehors ne pourra pas produire les phénomènes infectieux qui sont dus à sa stagnation dans une vessie malade. Cette action mécanique évidente est une indication de l'emploi de la sonde à demeure pour prévenir l'infection. On peut en effet constater que sa présence chez les malades infectés fait assez rapidement tomber la fièvre et disparaître les phénomènes généraux. Il y a corrélation entre la mise en place de la sonde et la chute de la température. Les observations précédentes (p. 71 et suiv.) sont très nettes sur ce sujet. Mais s'il est utile de connaître cette action sur la température, il est plus nécessaire encore de savoir, au point de vue pratique, comment on doit employer la sonde. Et à ce propos, il est deux questions de clinique pure auxquelles il faut répondre :

Quand doit-on mettre la sonde à demeure?

Quand doit-on la retirer?

1° Quand doit-on mettre la sonde à demeure?

Il faut mettre la sonde à demeure toutes les fois que par des cathétérismes fréquents et par des lavages antiseptiques répétés on n'arrive pas à faire disparaître les accidents généraux de l'infection.

S'il y a infection de la vessie et des reins, la sonde fait assez rapidement disparaître tous ces phénomènes; les reins diminuent de volume (voir page 69).

2° Quand faut-il retirer la sonde?

L'étude des courbes de températures que j'ai données précédemment fait voir que dans quelques cas l'ablation de la sonde a donné lieu à une ascension nouvelle de la température. Cette ascension est normale si on la retire prématurément. La condition nécessaire de son ablation c'est *la cessation absolue de toute élévation thermique.* La défervescence est réelle, si pendant un temps plus ou moins long, variable suivant le mode de chute de la température, le thermomètre ne s'est pas élevé au-dessus de 37°.

Dans un travail publié en 1895 en collaboration avec le Dr Michon (1), M. le Prof. Guyon avait indiqué, comme moment de l'ablation de la sonde, celui où la température arrive à 37°. Il avait alors établi une statistique où l'on trouve les résultats suivants. L'apyrexie a été obtenue.

Le 3e jour.	10 fois.	30,3 p. 100.
Dans les premières 24 heures. . .	8 —	24,2 —
Dans les 48 heures.	6 —	18,1 —
Dans les 4 jours.	5 —	15 —
Dans les 5 jours.	1 —	3 —
Dans les 6 jours.	3 —	9 —

Mais l'enlèvement de la sonde fait aussi rapidement n'assure pas complètement contre le retour des accidents fébriles. M. Guyon a insisté à nouveau sur ces faits, et, dans un travail publié cette année même (2) il a tenu compte de la chute de la température constatée pendant plusieurs jours, pendant lesquels elle a oscillé autour de 37°. Cette nouvelle statistique aboutit aux résultats suivants.

Sur 42 cas d'infection urinaire chez les prostatiques on trouve que la chute thermométrique a été complète,

---

(1) Guyon et Michon. *Annales des maladies des organes génito-urinaires*, 1895.

(2) Guyon. La sonde à demeure dans le traitement de l'infection urinaire, des hémorragies prostatiques et urétrales. *Presse méd.*, mai 1900, p. 221.

Le 2e jour dans 34 pour 100.

Le 4e jour dans 24,4 pour 100.

Le 5e jour dans 19,6 pour 100.

Chez 2 malades gravement atteints, on a dû laisser le drain urétro-vésical pendant 7 jours chez l'un et chez l'autre pendant 9 jours.

Cette nouvelle statistique montre d'ailleurs que dans le traitement de l'infection urinaire par la sonde à demeure chez les prostatiques la mortalité n'atteint que 20 pour 100, tandis qu'elle est de 36,2 pour 100 dans l'incision sus-pubienne de la vessie.

La température descend à la normale suivant plusieurs modes différents qu'il est intéressant de connaître. Quelquefois la chute est brusque et le thermomètre se maintient aux environs de 37°; d'autres fois, la descente se fait par oscillations qui du jour au lendemain peuvent reproduire les degrés de la veille; dans certains cas enfin, la chute est très régulièrement descendante, et on arrive à l'apyrexie au bout d'un nombre de jours variable, mais qui n'est jamais grand. Même lorsque la défervescence a lieu très rapidement, elle se fait toujours par oscillations qui deviennent de plus en plus petites. M. le Prof. Guyon a bien montré tous ces faits dans une récente leçon, et la statistique précédente fait voir la rapidité avec laquelle on arrive presque toujours à la disparition des ascensions thermométriques. La marche des autres symptômes de l'infection est en général parallèle à celle de la température et il est bien entendu qu'on doit en tenir compte quand il est question de cesser le traitement.

On peut dire que la durée du maintien de la sonde à

demeure varie de moins d'une semaine à 15 jours, rarement davantage.

J'ai insisté précédemment sur le soin minutieux avec lequel il faut surveiller le bon fonctionnement du drain urétro-vésical, et les courbes de température précédemment citées (pages 71, 72) montrent que son obstruction aussi bien que sa mise au point défectueuse, ou sa mauvaise adaptation au canal, ont pour effet de détruire l'évacuation complète de la vessie, de faire en un mot un mauvais drainage. Ces conditions ont un retentissement immédiat sur la température : le thermomètre remonte ou bien se maintient à un degré trop élevé (voir page 84).

Toutes ces causes aboutissent, en somme, au même fait : élévation thermique. Il faut ajouter encore la durée insuffisante du séjour de la sonde. S'il y a ablation prématurée, s'il y a eu drainage insuffisamment prolongé, la réaction thermométrique s'accuse encore par une ascension. Dans tous ces cas il faut agir sans retard, soit en débouchant la sonde, soit en la remplaçant, soit en prolongeant son séjour dans la vessie. Toutefois dans le cas particulier de l'enlèvement prématuré, la chute de la température, après la mise en place de la nouvelle sonde, ne sera plus aussi rapide et l'on sera obligé de prolonger davantage le drainage.

En résumé, et c'est là une conclusion de la leçon de M. le Prof. Guyon, le drainage de la vessie par les voies naturelles lorsqu'il est bien établi et convenablement surveillé détermine la chute de la température. La défervescence est rapide ou prochaine, mais une fois établie elle doit rester complète. Le retard ou le retour de la température sont dus à un mauvais fonctionnement de la sonde ou à son retrait prématuré. Ces accidents prennent fin sous l'influence de son replacement, de son changement, de sa mise au point.

Les complications génitales qui sont si fréquentes chez les prostatiques infectés ne paraissent pas, dit M. le Prof. Guyon dans cette même leçon, être favorisées par la sonde à demeure, et si elles apparaissent elles ne peuvent en aucun cas devenir une indication pour la suppression de la sonde. Elles seront traitées comme il convient pour chacune d'elles. En tout cas, la présence du drain urétro-vésical n'a jamais empêché leur guérison.

Fausses routes.

On sait combien il est facile chez les prostatiques, dont la traversée urétrale est très déformée, de faire des éraillures ou même des blessures au canal. Ces blessures deviennent une grosse difficulté du cathétérisme intermittent, elles empêchent le malade de se sonder lui-même, elles empêchent même parfois le médecin de pratiquer le sondage, enfin elles sont une porte ouverte à l'infection. Malgré les difficultés du cathétérisme dans ces conditions, on peut arriver souvent à introduire dans la vessie une sonde sur mandrin, en agissant bien entendu avec toutes les précautions désirables, et il est très rare qu'on soit obligé d'assurer l'évacuation par la voie sus-publienne. Si la manœuvre a réussi, il est bon de fixer à demeure la sonde que l'on a passée ; si au contraire la ponction capillaire a été nécessaire, la décongestion des organes qui suit l'évacuation vésicale permettra d'introduire une sonde par les voies naturelles. Cette sonde pour les mêmes raisons doit également être fixée à demeure. L'indication en est encore plus nette que précédemment.

La sonde à demeure agit ici à la fois de manières diverses : elle met à l'abri de l'urine septique les plaies urétrales et par conséquent prévient l'infection ; elle permet leur cicatrisation facile et rapide en mettant au repos les parois de l'urètre, enfin elle rétablit la perméabilité du canal ainsi qu'il a été dit page 65. En un mot, elle assure au malade la guérison rapide, et la facilité des sondages auxquels il peut être obligé d'avoir recours ultérieurement.

CHAPITRE III

ROLE DE LA SONDE A DEMEURE COMME AUXILIAIRE DES OPÉRATIONS URÉTRO-VÉSICALES

Urétrotomie interne.

S'il est une intervention au cours de laquelle l'utilité de la sonde à demeure est incontestable, c'est bien sans contredit l'urétrotomie interne. Sa mise en place est même tellement indispensable, qu'on pourrait la considérer comme faisant partie de l'opération dont elle n'est en quelque sorte que le dernier temps.

L'urétrotome est introduit sur une bougie conductrice préalablement introduite dans la vessie. Il est nécessaire, afin d'éviter toute espèce de difficultés, d'introduire aussi la sonde sur ce même conducteur qui assure la bonne voie et la fait suivre sans efforts. L'emploi d'une sonde ordinaire est évidemment défectueux en pareil cas; on ne saurait le conseiller et il doit rester une manœuvre d'exception. On doit donner la préférence à la sonde à bout coupé. Que la section des brides se fasse ou non sur la paroi supérieure de l'urètre, il existe toujours en cas de rétrécissement une disposition spéciale sur laquelle il est bon d'insister.

En amont du rétrécissement sectionné, il existe un

cul-de-sac formé par les brides scléreuses et les parois urétrales. C'est un véritable réservoir qui retient l'urine qui s'écoule entre la sonde et le canal, et il y a là toujours stagnation d'un liquide plus ou moins infecté. Si l'on tient compte des propriétés absorbantes que possède le canal malade, on comprend le danger d'infection qui existe de par cet état de choses. Il faut donc ou bien l'éviter ou savoir y remédier. M. le Prof. Guyon a nettement établi que l'urine peut impunément passer sur une plaie urétrale, mais il a démontré aussi que son séjour prolongé, sa pénétration dans les tissus est le point de départ de phénomènes infectieux.

Par conséquent, si après l'urétrotomie interne, la sonde est suffisamment grosse pour obstruer complètement l'anneau scléreux, elle favorise la stagnation de l'urine en arrière du rétrécissement, sa pénétration dans la plaie et partant l'infection. Ceci étant, à quelle sonde doit-on s'arrêter? A celle qui, étant assez grosse pour drainer convenablement n'est pas cependant assez volumineuse pour appuyer sur les parois du rétrécissement : on maintient ainsi au pourtour de la sonde un espace perméable suffisant pour assurer l'écoulement de l'urine. La sonde fait fonction de drain vésical sans provoquer l'absorption par l'urètre d'une partie de l'urine infectée.

Mais ce n'est pas tout, la sonde à demeure a d'autres actions bienfaisantes, actions qui assurent pour une grande part les bons résultats de l'urétrotomie interne. Sa présence dans l'urètre après les opérations étend les parois du canal. Les bords de la section ne peuvent grâce à cette tension revenir au contact et se réunir immédiatement.

Les plaies se cicatrisent séparément et on évite ainsi la formation de cicatrices défectueuses faites en mauvaise position.

Il a été dit précédemment (page 42) quel est le rôle de la sonde à demeure sur les brides scléreuses. Leur ramollissement sous son influence est ici d'un grand intérêt. Si l'urétrotomie, en effet, a permis d'entrer d'emblée dans la vessie une sonde capable d'assurer son évacuation, il est nécessaire de conserver au canal un calibre suffisant pour remplir seul le même but, et on n'arrive à ce résultat que par la dilatation consécutive. Il est donc bon après l'urétrotomie interne de passer dans l'urètre des instruments dilatateurs, et cela sous peine de perdre au bout de très peu de temps le bénéfice de l'intervention. La présence de la sonde à demeure par cette action dynamique, que j'ai signalée dans un chapitre précédent, assure au canal un état de souplesse suffisant pour permettre la dilatation ultérieure, dilatation qui rend à l'urètre ses fonctions normales.

Faut-il laisser la sonde à demeure longtemps après l'urétrotomie interne? En général un séjour de 48 heures est suffisant. On a soin, bien entendu, de faire au malade des lavages antiseptiques vésicaux dont la fréquence varie avec l'état d'infection antérieur. Mais il est un signe qui mieux que tout autre indique d'une façon absolue le moment du retrait de la sonde. Ce signe c'est la température. Si après l'ablation de la sonde le thermomètre ne monte pas, si la courbe thermométrique se maintient aux environs de la normale le drainage a été suffisant; si, au contraire, il y a une ascension thermométrique, il faut sans retard replacer la sonde et ne penser à l'enlever que lorsqu'une période de 3 ou 4 jours d'apyrexie complète aura été constatée.

Observation XXVII

Le nommé B..., Jacques, âgé de 21 ans, cuisinier, est entré dans le service de M. le Prof. Guyon le 2 décembre 1899, salle Velpeau, n° 32.

Antécédents personnels. — Blennorragie il y a 6 ans ayant duré 5 mois environ.

Le malade entre à l'hôpital pour de la difficulté qu'il éprouve à uriner depuis 7 ou 8 mois ; le jet est faible parfois en vrille, l'urine tombe goutte à goutte à la fin de la miction.

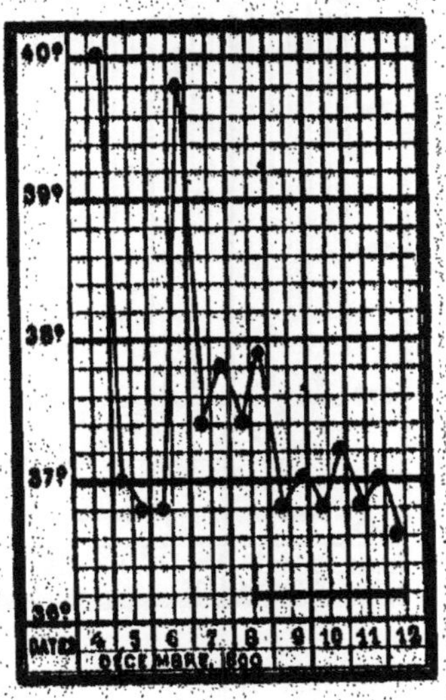

Les mictions sont devenues plus fréquentes.

Pas d'hématuries.

Il y a 3 ou 4 mois cependant, les urines étaient légèrement sanglantes, troubles, et avaient une mauvaise odeur.

Le malade est venu il y a 3 semaines à la salle de la consultation de la Terrasse. On lui mit une bougie à demeure pendant 24 heures. Il est revenu le 2 décembre et on lui mit à nouveau une bougie à demeure.

Il entre le même jour à la salle Velpeau.

Les urines sont légèrement troubles.

Le 4 *décembre*. — Le malade a un frisson et sa température monte à 40°.

Le 8. — On lui fait l'urétrotomie interne et on laisse une *sonde à demeure.*

La température devient normale.

Le malade sort le 12 décembre (voir la courbe).

Observation XXVIII

Le nommé B..., Jean, âgé de 43 ans, maître d'hôtel, est entré dans le service de M. le Pr Guyon le 5 décembre 1899, salle Velpeau, n° 16.

Blennorragie à 18 ans, ayant duré 2 ou 3 ans. Goutte militaire.

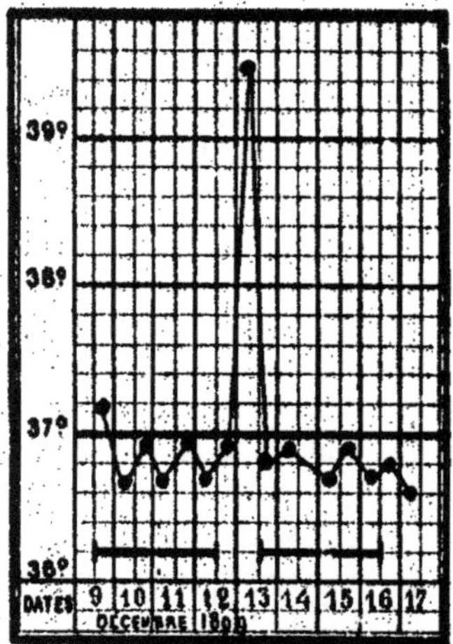

A partir de 1880 le malade a subi de nombreuses dilatations pendant 5 ou 6 ans.

Les mictions étaient pénibles, pas douloureuses, un peu fréquentes, 3 ou 4 fois la nuit.

Les urines ont toujours été claires.

Jamais d'hématurie.

En 1892, le malade a subi une urétrotomie interne.

En avril 1899, le malade a un abcès urineux qu'on lui ouvre.

Le malade n'a jamais eu de coliques néphrétiques.

En mai 1899, taille hypogastrique. Le malade urine par la plaie pendant 2 mois.

En juillet 1899, 2e urétrotomie interne et fermeture de la plaie hypogastrique.

Il entre à la salle Velpeau le 5 décembre 1899, présentant les symptômes suivants :

Troubles de la miction consécutifs à l'émission d'un petit calcul par l'urètre il y a 4 jours.

Le jet est excessivement faible et l'urine s'échappe avec peine.

A l'exploration on sent un calcul arrêté dans l'urètre au niveau du bulbe.

Rétrécissements pénien et scrotal.

On fixe une bougie filiforme à demeure.

Le 8 *décembre* 1898. — Examen de M. Guyon.

Gros calcul dans l'urètre.

Canal à urétrotomiser sur la paroi supérieure.

On passe un béniqué n° 40 sur conducteur.

Le 9. — M. le Prof. Guyon tente d'enlever avec la pince de Collin le calcul urétral. Mais la pince est arrêtée par des anneaux et il décide de faire l'urétrotomie interne avec l'urétrotome de Maisonneuve.

Sonde à demeure.

Le 13. — On enlève la sonde.

Le soir, violent frisson. T. 39°,5.

On remet la sonde.

Le 14. — Il n'y a plus de fièvre. *La température est normale.*

Le 16. — M. Guyon explore la vessie au lithotriteur et ne trouve pas le calcul qui a dû être expulsé pendant l'accès de fièvre précédent.

Le 19. — Le malade sort. Il reviendra se faire dilater.

Observation XXIX

Le nommé B..., Michel, âgé de 44 ans, garçon de magasin, est entré dans le service de M. le Prof. Guyon, le 29 décembre 1896, salle Velpeau, n° 12.

Antécédents personnels. — 1877. — Blennorragie, n'a duré que 8 jours.

Après 15 jours est monté à cheval 10 minutes, a eu une urétrorragie qui a duré une demi-heure.

Pendant 8 jours consécutifs, la moindre cause provoquait une hématurie légère. Immédiatement après les mictions étaient difficiles. Depuis cette époque elles sont restées difficiles.

Jamais d'hématurie.

Quelques douleurs vagues, lombaires et dans la région hypogastrique.

1880. — Le malade fut obligé de garder le lit pendant 3 jours pour des douleurs qu'il ressentait dans le bas-ventre. Les urines étaient très chargées, il y avait du dépôt ressemblant à des membranes.

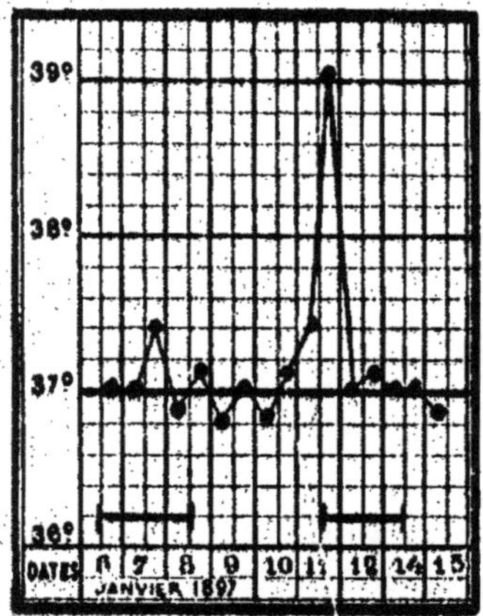

1884. — Il consulte un médecin à cause de la difficulté des mictions. On le sonde et depuis il continue à se sonder.

Les mictions ne sont ni fréquentes ni douloureuses.

1896. — *24 décembre.* — Le malade n'a pu se sonder qu'avec une bougie n° 6. Il ne peut uriner sans se faire une dilatation préalable.

Il entre dans le service.

Examen. — On peut engager une bougie n° 9. On constate des anneaux multiples laissant difficilement passer l'exploration à boule n° 9.

Dans la portion bulbaire on éprouve un raclement caractéristique de calcul engagé.

Sonde à demeure.

6 *janvier.* — En retirant la sonde à demeure on a engagé le calcul dans l'urètre, ce qui a rendu le cathétérisme difficile.

Urétrotomie interne (Maisonneuve).

Sonde à demeure.

8. — On enlève la sonde.

11. — Le malade a de la fièvre.

Sonde à demeure.

13. — Expulsion spontanée d'un petit calcul.

16. — Exploration de l'urètre et de la vessie.

Pas de calcul.

18. — Le malade quitte le service. On lui passe le nº 35 — 39. Béniqué.

Observation XXX

Le nommé C..., Désiré, âgé de 53 ans, domestique, est entré dans le service de M. le Prof. Guyon, le 19 mars 1897, salle Velpeau, nº 22.

Antécédents personnels. — Blennorragie en 1866, durée 2 mois.

Orchite à la même époque.

Depuis 13 ou 14 mois le jet d'urine se rétrécit et tombe goutte à goutte.

A ce moment. Mictions fréquentes toutes les 2 heures le jour, 2 fois la nuit, impérieuses.

Depuis 7 mois. Les difficultés ont augmenté ainsi que la fréquence.

Douleurs dans la verge.

Depuis le mois de décembre 1896, le malade perd son urine et il est obligé de porter une poche en caoutchouc.

1897. — 1er *mars.* — Rétention aiguë. On essaye de le cathétériser sans succès.

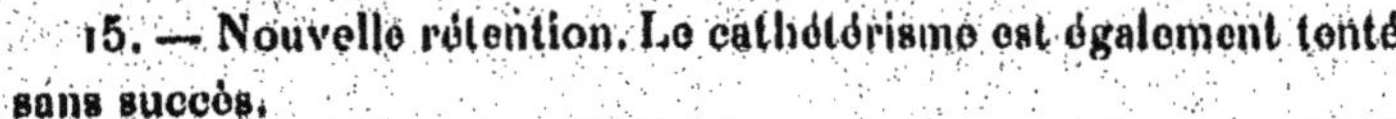

15. — Nouvelle rétention. Le cathétérisme est également tenté sans succès.

19. — Il entre à la salle Velpeau.

21. — Fièvre. T. 39°,4.

22. — Examen.

Canal antérieur libre.
Rétrécissement périnéal admettant une bougie filiforme.
Vessie, ne se vide pas.
Prostate, un peu grosse.
Urines troubles.
Urétrotomie interne.
Sonde à demeure.
25. — Le malade sort.

Observation XXXI

Le nommé C..., Fulgence, âgé de 70 ans, journalier, est entré dans le service de M. le Prof. Guyon, le 14 mars 1899, salle Velpeau, n° 28.

Antécédents personnels. — Blennorragie à 24 ans.

Elle fut mal soignée et ne guérit jamais bien, il reste une goutte qui devient plus abondante à l'occasion d'excès de boisson ou de fatigues quelconques.

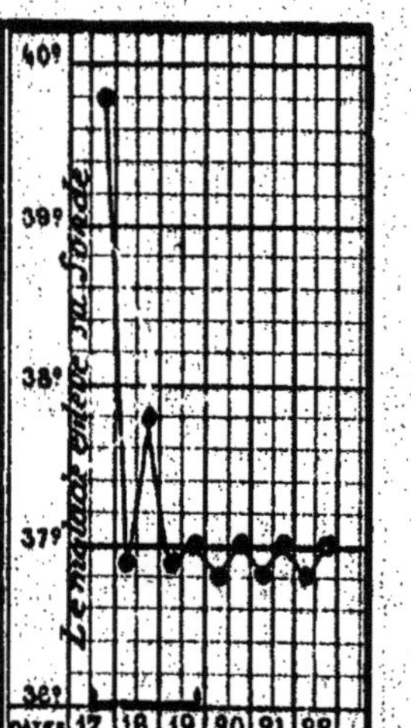

Depuis trois mois le malade se plaint d'hématuries. Elles reviennent en moyenne tous les 20 jours, sans cause apparente.

Ce sont des hématuries totales et elles ont toujours eu ce caractère. Le malade dit que son urine renferme des caillots noirs, longs et de mauvaise odeur.

Les mictions qui suivent ces hématuries sont plus ou moins teintées de sang pendant 10 ou 15 jours.

Le malade n'accuse aucune douleur spéciale lors de ces hématuries. Il se plaint seulement d'une cuisson à l'extrémité de la verge, mais il éprouva la même sensation à toutes les mictions.

En dehors de la miction il n'y a pas de douleurs.

Depuis un an les mictions sont plus fréquentes, toutes les heures la nuit, toutes les 20 minutes le jour.

Le jet ne paraît pas modifié, il finit en bavant, le malade a la sensation de ne pas vider sa vessie.

Jamais de rétention.

Jamais de cathétérisme.

Examen de la salle de la Terrasse.

Canal. Série de rétrécissements dont le plus petit laisse passer le n° 12.

Toucher rectal. Prostate peu volumineuse.

Vessie souple.

Rein. Augmenté de volume. Pas de varicocèle symptomatique.

Examen de M. le Prof. Guyon.

Pas de néoplasme probablement.

17 *mars.* — Urétrotomie interne (Maisonneuve).

Sonde à demeure.

Le malade enlève sa sonde. T. 39°,8.

19. — On retire la sonde à demeure.

28. — Le malade sort.

Urétrotomie externe.

Le rôle de la sonde à demeure après l'urétrotomie externe est identique à celui qu'elle a après l'urétrotomie interne.

Elle s'oppose ici aussi à la formation des mauvaises cicatrices. Elle assure le drainage, le libre écoulement de l'urine, elle protège le canal contre l'infiltration et contre l'infection.

Voici quelques observations qui montrent comment la température s'est maintenue normale après l'opération, ou bien dans lesquelles le retrait de la sonde a été marqué par une ascencion thermométrique qui a disparu d'ailleurs par la mise en place d'une nouvelle sonde.

Observation XXXII

Obs. XXXII. — Le nommé K..., Émile, âgé de 26 ans, charcutier, est entré dans le service de M. le Prof. Guyon, le 27 mai 1899, salle Velpeau, n° 8.

Antécédents personnels. — Jamais de blennorragie.

Il y a 3 ans, chute à califourchon sur une barre de fer. Hémorragie à la suite de cette chute, impossibilité d'uriner. Le lendemain le malade entre à l'hôpital, on essaie de le sonder, il est impossible de passer. On lui fait des ponctions sus-pubiennes tous

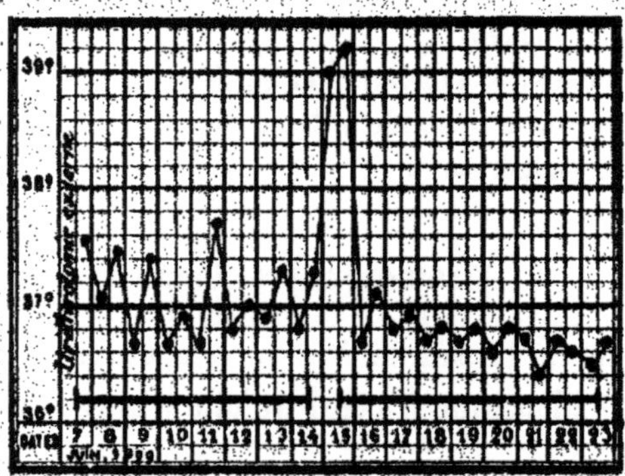

les jours pendant 4 ou 5 jours. On pratique une cystotomie sus-pubienne et on laisse une sonde à demeure pendant 3 ou 4 mois.

Dix jours après la cystotomie, urétrotomie externe.

Sonde à demeure.

A sa sortie de l'hôpital, 6 mois après son entrée la plaie abdominale est fermée.

Le malade présentait sur le raphé du scrotum une fistule par où passait un peu d'urine à chaque miction. Il urinait facilement, mais le jet était petit, filiforme, et les mictions très longues.

Fréquence : 10 fois le jour;
3 à 4 fois la nuit.

Depuis l'état du malade est toujours resté le même, la fistule ne s'est pas fermée.

Il entre dans le service de M. le Prof. Guyon le 25 mai 1899, salle de la Terrasse.

Le malade urine assez facilement, mais le départ du jet est long, se fait souvent attendre, de plus les mictions sont très longues, car le jet est très petit, sans force. Il ne satisfait pas entièrement ses besoins d'uriner.

Les mictions ne sont pas douloureuses.

Les urines sont claires.

Examen. — Fistule périnéale. L'urine y passe le jour pendant les mictions, la nuit en dehors même des mictions.

Canal. Le canal est libre jusqu'à la région périnéale où il est impossible de faire passer un explorateur. Avec une bougie filiforme, celle-ci revient par la fistule.

27 *mai.* — M. Albarran réussit à passer une bougie filiforme qu'il laisse à demeure.

Le malade entre le jour même à la salle Velpeau. Les jours suivants, dilatation jusqu'au n° 20 beniqué.

Le malade urine plus facilement.

Le jet est plus fort.

7 *juin.* — Urétrotomie externe par M. Albarran.

Incision médiane du périnée, incision de l'urètre dans lequel est placée depuis la veille une bougie filiforme. Résection du tissu cicatriciel qui produisait le rétrécissement.

Sonde à demeure.

Le soir température 37°,6. Les jours suivants le malade va bien, les urines sont claires.

9 *juin.* — *Le malade va bien.* L'appétit est bon, les urines sont claires. Il n'y a pas de douleurs.

14 *juin.* — Examen de M. Albarran.

On enlève les crins et on décolle la plaie d'environ 2 centimètres, ce qui donne issue à un peu de pus.

Pansement humide.

La sonde est enlevée, et il est impossible de la remettre.

15 *juin.* — Frisson. Température 39°. On donne un peu de chloroforme au malade et on introduit la sonde à nouveau.

Le soir température 39°,2.

16 *juin.* — Température 36°,8. État général satisfaisant, le malade ne souffre plus.

17 *juin.* — *La fièvre a disparu. L'état général est très bon.*

Les jours suivants, il n'y a pas de fièvre, la plaie se ferme peu à peu.

23 *juin.* — La sonde est tombée dans la nuit. M. Albarran la remet assez facilement à l'aide d'un mandrin.

Pas de température.

27 *juin.* — Le malade va très bien, il n'y a plus de température.

Observation XXXIII

Le nommé Th..., Joseph, âgé de 72 ans, est entré dans le service de M. le Prof. Guyon le 5 novembre 1896, salle Velpeau, n° 17.

Antécédents personnels. — Jamais de blennorragies.

Il y a 2 mois, à la suite d'une chute dans une fosse, urétrorragie qui a duré 36 heures.

L'urétrorragie cesse pour faire place à une hématurie initiale qui dure 8 jours et va en s'atténuant.

La miction était normale.

Depuis 1 mois 1/2 les mictions sont devenues de plus en plus difficiles, avec sensation de brûlure au méat.

Jamais de rétention.

Douleurs dans le bas-ventre.

Incontinence d'abord diurne pendant la marche, puis ensuite diurne et nocturne.

5 *novembre*. — Consultation à la salle de la Terrasse.

Urètre. Pas de brides.

— Sur la portion périnéale, rétrécissement qu'on ne peut franchir.

Prostate grosse et saillante.

Vessie notablement distendue.

Rein sain.

On ne sent pas de fractures des branches ischio-pubiennes.

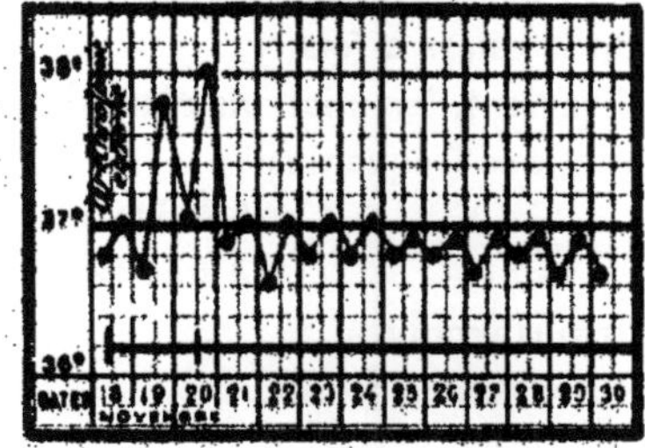

9 *novembre*. — Le rétrécissement n'est pas franchi, on sent dans la portion initiale de l'urètre membraneux un noyau cicatriciel.

La vessie ne fait plus de rétention.

12 *novembre*. — Le rétrécissement n'a pu être franchi.

18 *novembre*. — Urétrotomie externe par M. Pasteau.

On trouve facilement le bout postérieur du canal.

Suture du périnée.

Sonde à demeure.

Depuis le 18 novembre jusqu'à sa sortie, on fait des pansements.

Le malade sort le 13 décembre.

Observation XXXIV

Le nommé C..., Henri, âgé de 60 ans, est entré dans le service de M. le Prof. Guyon le 9 août 1897, salle Velpeau, n° 26.

1855. — Blennorragie.

1892. — Rétention d'urine, incomplète. Le malade est sondé pendant 16 jours.

Depuis cette époque les mictions sont normales.

1894, *août*. — Vient à la salle de la Terrasse.

Mictions difficiles avec grands efforts.

Pas de rétention.

Rétrécissement filiforme dans la région périnéale.

14 *mars* 1895. — On met une bougie à demeure. Le malade reste à l'hôpital pendant 6 jours.

On le dilate 2 fois.

Il revient, les mictions étant devenues plus difficiles.

Mictions fréquentes.

— 5 à 6 fois le jour.

— 3 fois la nuit.

Urines troubles.

Rétrécissement filiforme.

Dilatation avec bougie n° 6.

22 *mars*. — Beniqué n° 31.

3 *août*. — Le malade revient pour difficulté des mictions, le jet est petit et court.

Les mictions sont douloureuses pendant toute leur durée.

Canal : 1er rétrécissement au niveau de la fosse naviculaire.

Une bougie filiforme ne passe pas la région périnéale antérieure.

1897, 9 *août*. — Le malade entre à l'hôpital.

On trouve :

Un premier rétrécissement au niveau de la fosse naviculaire qui admet une bougie n° 18.

A la portion périnéale après plusieurs tentatives on arrive à passer une bougie filiforme qu'on laisse à demeure.

26 *août*. — Le malade est endormi, on lui fait une urétrotomie externe. On incise sur le conducteur le bout antérieur, et on ne peut trouver le bout postérieur.

27 *août*. — Le malade n'urine pas par la plaie, mais par le méat. On avait incisé sur une fausse route longue de 4 centimètres.

30 *août*. — Urétrotomie externe.

On incise plus profondément que la première fois et on trouve le bout postérieur.

Sonde à demeure.

11 *octobre.* — On lui retire la sonde à demeure. La plaie est alors très peu profonde.

15 *octobre.* — On touche la plaie à la teinture d'iode.

17 *octobre.* — Le malade sort.

Depuis l'intervention efficace, la température n'a jamais dépassé 37°.

Observation XXXV

Le nommé P..., Pierre, âgé de 55 ans, est entré dans le service de M. le Prof. Guyon, le 22 août 1899, salle Velpeau, n° 5.

Antécédents personnels. — Une blennorragie il y a 30 ans l'écoulement a persisté pendant 12 ans. Cette chaude-pisse fut accompagnée de cystite violente avec hématuries durant 4 ans.

Il y a 3 ans.

Mictions fréquentes.

— 10 fois le jour.

— 1 à 2 fois la nuit.

Pas douloureuses.

La miction se fait lentement. L'urine s'écoule après : fausse incontinence.

Depuis 2 ans, accès de fièvre plusieurs fois par semaine.

Mictions de plus en plus difficiles.

Le malade entre à l'hôpital le 22 août 1899.

Examen.

Canal : quelques anneaux larges dans l'urètre pénien. Il est impossible de passer dans la portion périnéale.

Après la tentative de cathétérisme, frisson, fièvre, température 40°.

Le lendemain la température est normale.

Les urines sont troubles, la miction se fait spontanément, le malade vide sa vessie.

Dans la suite 4 nouvelles tentatives de cathétérisme sont suivies d'ascension de température.

Le *4 septembre*. — Urétrotomie externe. Le bout postérieur est facilement trouvé. On suture seulement le canal et non la peau.

Sonde à demeure pendant 8 jours.

La température tombe à 37° et s'y maintient.

Pansement à la gaze iodoformée.

Lavages de la vessie tous les jours.

La plaie périnéale *se cicatrise vite*, elle est complète le 20e jour.

Les urines sont claires.

14 septembre. — La dilatation a été commencée, elle est suivie d'un grand frisson et fièvre (39°).

Trois jours après on la recommence et on la fait suivre d'un grand lavage du canal. Le soir, petit frisson, température 38°.

Trois jours après, nouvelle séance de dilatation suivie d'un grand lavage urétro-vésical au nitrate d'argent à 1/1 000. Baisse de température. Il en est ainsi dans la suite.

Le 2 *octobre*. — On passe le beniqué n° 59, et le malade quitte le service complètement guéri.

Introduction des instruments rigides dans la vessie à travers l'urètre.

L'introduction dans la vessie à travers l'urètre d'instruments rigides présente quelquefois des difficultés que l'on peut diviser en plusieurs catégories suivant que l'obstacle est dans le canal ou dans le réservoir lui-même.

Dans un premier groupe se rangent les obstacles qui proviennent de l'urètre et qu'on peut aussi diviser en 2 classes : les obstacles mécaniques et ceux qui tiennent à une sensibilité exagérée du canal.

On trouve dans la première classe les rétrécissements,

et la sclérose ou l'induration du canal. Il est évident que dans ces cas, les explorations métalliques ou cystoscopiques sont impossibles ou très difficiles suivant le calibre de l'urètre malade. Les instruments dont on a besoin présentent un volume assez considérable, trop considérable même pour passer. Il en est de même pour la lithotritie. Dans les cas, où chez des malades présentant de tels urètres, il est nécessaire d'agir, il faut faire subir au canal une préparation préalable. Si on en excepte les cas de rétrécissements serrés ou ceux dans lesquels il existe une série d'anneaux juxtaposés et très épais, la sonde à demeure y suffit ordinairement. Les modifications de souplesse qu'elle fait subir aux brides scléreuses aussi bien qu'aux urètres indurés amènent très rapidement un ramollissement suffisant pour permettre la dilatation que nécessite l'introduction préalable des instruments métalliques.

Mais il n'est pas rare de rencontrer des malades qui, bien que n'ayant pas de rétrécissements, opposent des difficultés réelles au cathétérisme. Ce sont ceux dont la portion membraneuse se contracte et ne se laisse que difficilement traverser par l'instrument. Chez eux, il peut y avoir non seulement obstacle, mais encore des phénomènes douloureux. Les explorations métalliques de la vessie obligent à faire mouvoir sans cesse dans l'urètre les explorateurs qu'on y a introduits, et on comprend que chez de tels malades, les instruments rigides soient fort mal supportés, ce qui devient une cause d'examen difficile pour le chirurgien et de douleurs pour le malade. La sonde à demeure peut-elle dans ce cas être de quelque secours? Si l'on examine avant de répondre quel est son rôle, on trouve que la résistance de l'urètre membraneux, une fois vaincue, elle maintient dans une certaine tension les parois urêtrales. Ces parois s'habituent à être ainsi en contact avec un corps étranger, et la substitution de l'instrument métallique à la sonde ne provoque plus la réaction. On peut maintenant manœuvrer facilement dans un canal qui ne réagit plus et les douleurs sont disparues. Chez ces sujets nerveux on se trouve donc bien si elle peut être supportée de placer, avant l'exploration, une sonde à demeure pendant un certain temps, quarante-huit heures par exemple.

Les difficultés dont le siège est dans la vessie tiennent à une trop grande excitabilité du muscle qui se contracte sur les instruments et les immobilise. Il est certaines explorations comme le cathétérisme des uretères par exemple, ou l'examen cytoscopique, qui demandent la présence dans la cavité vésicale, d'une certaine quantité de liquide. Or, on sait que la sensibilité la plus grande de la vessie est la sensibilité à la distension. Cette qualité physiologique devient excessive à l'état pathologique. Il est rationnel de penser émousser cette contractilité exagérée en mettant quelque temps au repos les parois du réservoir urinaire. Les anesthésiques, tant généraux que locaux, n'ont guère d'action sur le pouvoir contractile du muscle vésical, pas plus à l'état normal que dans les maladies, et il n'est pas possible de compter complètement sur eux pour maîtriser l'insoumission de la vessie. Mais, si le muscle s'est reposé pendant plusieurs jours, par la mise en place de la sonde à demeure, il est devenu de ce fait beaucoup moins excitable, et l'on peut compter qu'il conservera une quantité de liquide suffisante pour permettre l'examen cystoscopique. On peut conclure même, que, mieux que le chloroforme ou la cocaïne, l'emploi de la sonde à demeure rend la vessie insensible ou moins sensible, soit pour le catéthérisme des uretères, soit pour l'endoscopie vésicale.

Action dans les opérations sur la vessie.

Lithotritie. — Les actions si diverses de la sonde à demeure sur les voies urinaires inférieures que j'ai étudiées dans le chapitre précédent permettent de trouver facilement son emploi dans la lithotritie.

Mise en place quelques jours avant l'opération elle donne au chirurgien un canal souple et insensible aux manœuvres du lithotriteur. Cette action sur l'urètre pourrait être déjà une indication de la sonde à demeure préalablement à l'intervention, mais il y a lieu d'examiner aussi comment elle agit sur la vessie et comment elle la prépare. Deux cas peuvent se présenter :

1° Il existe de l'infection.

2° Il n'y a pas de phénomènes infectieux.

1° La vessie est infectée.

Le drainage urétro-vésical fait ici, comme dans toute l'infection urinaire, tomber la fièvre et disparaître les phénomènes généraux, en même temps qu'il améliore l'état local en ayant une action directe sur la vessie infectée. On aura donc à manœuvrer dans une vessie moins malade, chez un sujet mieux disposé et capable de mieux résister au traumatisme opératoire. Ceci étant, on peut faire rentrer pour la commodité de l'étude, les malades infectés dans le 2e groupe, celui où il n'existe pas d'infection.

2° Il n'y a pas d'infection. — Une des difficultés de la lithotritie, c'est l'indocilité de la vessie. Les contractions vésicales qui se produisent pendant l'intervention doivent être séparées les unes des autres par un espace de temps aussi long que possible pour permettre à l'opérateur de manœuvrer les instruments pendant ce temps de repos. J'ai montré dans le précédent chapitre combien l'anesthésie générale a peu d'action sur le muscle vésical, même si elle est poussée très loin, à la 3e période. La sonde à demeure mise en place avant l'intervention assure à la vessie un repos absolu, et diminue de ce fait son irritabilité : la vessie reposée ne se contracte plus ou se contracte moins. Et alors on comprend que cette insensibilité relative de la vessie, permette d'employer le chloroforme à une dose très faible, à la première période seulement, puisqu'il ne s'agit plus maintenant de maîtriser la vessie, ce à quoi on ne pourrait pas arriver d'ailleurs, mais d'empêcher seulement la réaction douloureuse.

Ceci est d'un très grand intérêt. L'anesthésie chloroformique chirurgicale, c'est-à-dire poussée jusqu'à la résolution complète, n'est pas sans danger, surtout chez les malades que l'on opère de la pierre, qui sont généralement des gens âgés et souvent infectés.

De ce qui précède on peut conclure que l'emploi de la sonde à demeure préalablement à la lithotritie, en diminuant l'excitabilité du muscle, en rendant la vessie plus docile, permet d'employer le chloroforme à la première période seulement; que cette anesthésie rend minima les causes d'accidents de l'intoxication chloroformique.

Ce n'est pas tout. Puisque les accidents dus à l'anesthésie sont écartés en partie, puisque la vessie ne se révolte plus autant au contact de l'instrument, il entre en ligne de compte un nouveau facteur qui a lui aussi son importance, et ce nouveau facteur c'est la durée de l'opération. On peut faire dans ces conditions une séance prolongée de lithotritie et broyer facilement la pierre dès la première intervention. On peut impunément en effet maintenir longtemps le chloroforme à cette période et les contractions vésicales sont assez espacées pour laisser au chirurgien le temps suffisant au broiement du calcul. Cette docilité de la vessie permet en outre d'éviter plus sûrement les traumatismes opératoires et partant les causes d'infection ultérieure.

L'évacuation une fois faite faut-il laisser la sonde à demeure? Oui évidemment, et il y a à cela plusieurs raisons.

Après l'opération il est nécessaire de maintenir au repos la vessie qui malgré tout est plus facilement excitable.

Il faut d'autre part faire des lavages antiseptiques, et la sonde à demeure permet de les faire sans introduire à nouveau dans le réservoir urinaire un nouvel instrument, qui augmenterait les chances d'infection. Elle permet aussi aux graviers, qui sont restés dans la vessie de s'échapper spontanément. C'est quelquefois une cause d'obstruction ou tout au moins de diminution du calibre de la sonde. Il est donc nécessaire de surveiller avec soin le bon fonctionnement du drain urétro-vésical. Et c'est la courbe thermométrique qui dira si tout est bien.

D'ailleurs si l'infection existe, le drain urétro-vésical la combat ici de la même façon que dans les autres maladies de l'appareil urinaire.

Faut-il laisser longtemps la sonde à demeure après la lithotritie ? Si tout est normal, c'est-à-dire s'il n'y a plus de douleurs, si l'état général est bon, et si la température ne s'est pas élevée, un séjour de 48 heures est ordinairement suffisant. Mais il ne faut pas oublier qu'ici encore il existe un signe absolu de l'ablation de la sonde : la température. Lorsque après avoir enlevé la sonde il y a une ascension même légère de la température, on doit sans retard la replacer. Et encore devra-t-on compter sur un plus long temps de séjour pour avoir une chute définitive. J'ai dit, en effet, dans un chapitre précédent que l'ablation prématurée de la sonde à demeure nécessite un séjour plus prolongé de la sonde placée ultérieurement, et que la courbe thermométrique descend d'une façon beaucoup plus lente. Il n'y aura donc jamais nécessité pressante de l'enlever le plus tôt possible puisque cela peut prolonger les suites de l'intervention et qu'il n'y a, au contraire, que tout bénéfice à retirer d'un séjour un peu plus long.

Observation XXXVI

Le nommé L..., Louis, âgé de 51 ans, est entré dans le service de M. le Prof. Guyon le 17 octobre 1899, salle Velpeau, n° 24.

Aucun antécédent héréditaire. Blennorragie à 20 ans. Broncho-pneumonie à 40 ans. Il y a 7 ou 8 ans, le malade a eu de violentes douleurs à l'hypogastre, qui se dissipèrent après un bain. Le malade consulta et prit des pilules de benzoate de lithium. Depuis 3 ou 4 ans, les douleurs augmentèrent progressivement d'intensité, surtout à la fin des mictions. Celles-ci étaient fréquentes, toutes les deux heures. Le malade ne s'est jamais levé la nuit. Hématurie terminale, unique, il y a six mois, pendant une seule miction. Depuis un an, le malade ne pouvait plus supporter la voiture. La marche même était très pénible. Urines troubles depuis quelques jours.

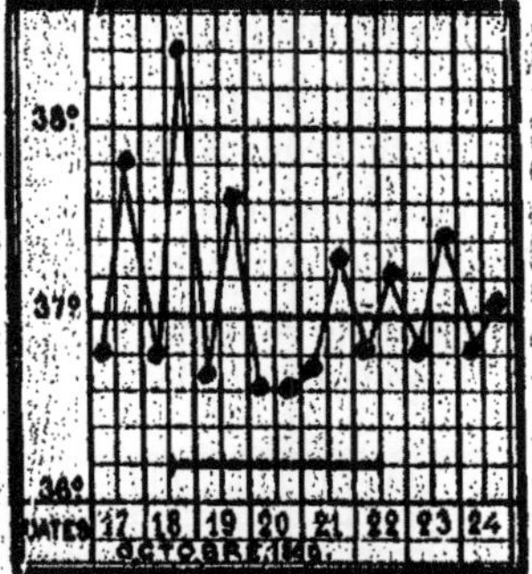

17 *octobre*. — T. 37°,8.

18 *octobre*. — M. le Prof. Guyon pratique l'exploration métallique avec le n° 4. On sent un calcul urique, dont le contact est senti sur une longueur de 3 centimètres. On le sent dès que l'explorateur pénètre dans la vessie. On fait prendre au malade 30 centigrammes de quinine pour combattre la fièvre. T. 38°,4. *Sonde à demeure*.

19 *octobre*. — La température est normale. La lithotritie est décidée pour demain.

20 *octobre*. — Urines légèrement hématuriques.

Examen des urines. — Sucre, néant.

M. le Prof. Guyon fait la lithotritie. Le calcul n'a pas plus de 3 centimètres ou 3 centimètres 1/2. Il est assez facile à broyer. L'aspiration se fait sans incident et à l'introduction du lithotriteur à mors plats, on ne constate plus trace de calcul. Le soir, température normale, 37°,2. On laisse la *sonde à demeure* pendant 2 jours.

22 *octobre*. — On retire la sonde à demeure. *La température reste normale*.

26 *octobre*. — Le malade sort. Urines claires.

Observation XXXVII

Le nommé A..., Jean, âgé de 65 ans, entre dans le service de M. le Prof. Guyon le 13 juillet 1897, salle Velpeau, n° 10.

N'a jamais rien eu du côté des voies urinaires jusqu'en 1894.

A cette époque, douleurs à la verge et au périnée, exagérées par la marche et la fatigue. Douleur de la miction, pas de fréquence. Plusieurs hématuries à cette époque, à la suite d'une fatigue ou d'une marche un peu prolongée. Hématuries disparaissant par le repos.

Depuis un an, les symptômes sont plus accusés. Les douleurs sont très vives et localisées au niveau du gland. Ces douleurs surviennent pendant et après une promenade en voiture ou un voyage en chemin de fer.

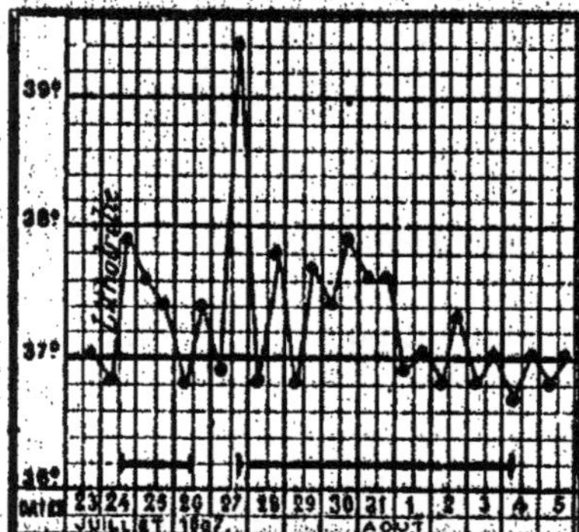

Hématuries totales après la moindre marche ou la plus petite fatigue. Urines troubles et chargées de graviers.

Dans ces derniers temps, brusque interruption du jet d'urine pendant la miction debout.

Urètre libre. Spasme. Vessie 250 grammes. Prostate un peu grosse.

L'exploration métallique permet de constater la présence d'un calcul urique.

24 *juillet*. — Lithotritie par M. Albarran. *Sonde à demeure* pendant 48 heures. Ablation de la sonde qui est suivie d'une élévation brusque de la température, 39°,4.

On remet la sonde.

28 *juillet.* — *La température est retombée à* 37°6.

6 *août.* — Le malade sort guéri.

Observation XXXVIII

Le nommé D..., Édouard, âgé de 51 ans, entre dans le service de M. le Prof. Guyon le 7 octobre 1895.

Blennorragie il y a 25 ans, dure 5 mois, pas de goutte militaire. Il y a 2 ans 1/2, le malade a constaté l'existence de dépôts calcaires dans ses urines. Il a ensuite rendu plusieurs calculs de la grosseur d'une lentille. Depuis 2 mois environ, le malade se plaint de douleurs dans les reins, survenant après la fatigue et disparaissant par le repos.

Le malade a remarqué que les secousses brusques, les voyages en voiture, lui occasionnent des envies fréquentes d'uriner, avec douleur hypogastrique, très vive, irradiée dans la verge.

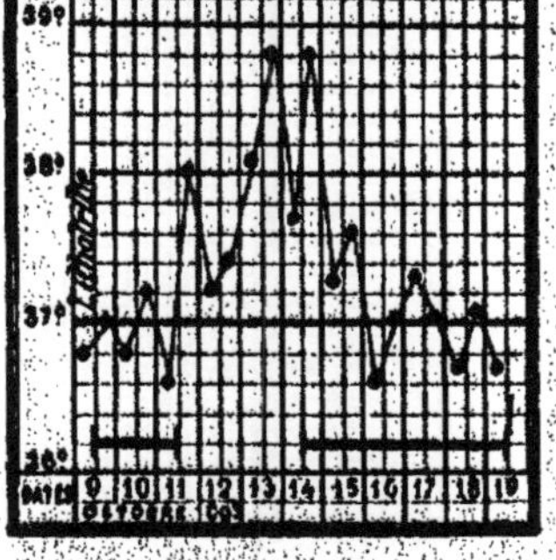

A la suite d'une longue course en voiture, le malade a eu une hématurie totale. Le malade a eu plusieurs fois des calculs engagés dans l'urètre.

D'après le malade, le mouvement et le repos ont une influence très nette sur la douleur, absolument nulle sur la fréquence.

Les urines sont claires, l'état général excellent.

Examen. — Urètre. Rétrécissement large.

Prostate moyenne. Vessie tolérante. A l'explorateur métallique et même à l'explorateur à boule, on sent l'existence de plusieurs calculs.

9 *octobre.* — Lithotritie. *Sonde à demeure.*

11 *octobre.* — On enlève la sonde à demeure, le soir T. 38°.

13 *octobre*. — La température est montée à 38°8 la veille. On remet la sonde à demeure qui reste jusqu'au 19 octobre.

Les urines ne sont plus sanglantes, elles sont devenues beaucoup plus claires.

20 *octobre*. — Le malade sort.

Observation XXXIX

Le nommé H..., Etienne, âgé de 61 ans, journalier, est entré dans le service de M. le Prof. Guyon le 29 juin 1895.

N'a jamais eu de blennorragie.

Depuis 5 ans le malade a des mictions fréquentes, 30 fois par jour, 4 à 10 fois la nuit. Parfois arrêt brusque du jet d'urine.

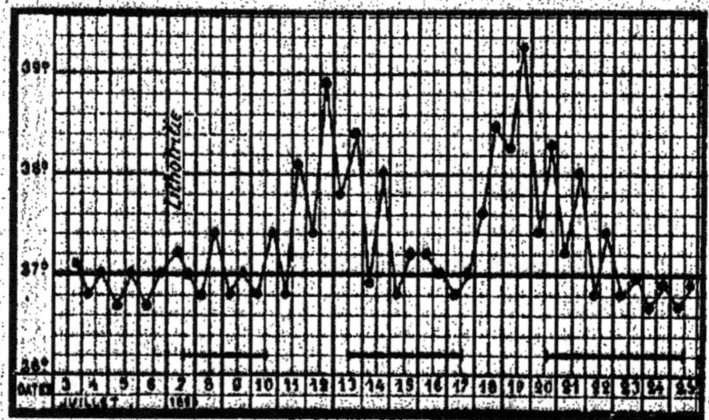

Douleur initiale irradiée au périnée. Le malade a eu plusieurs hématuries totales, qui survenaient après un voyage en voiture.

Urines claires. Canal normal, un peu de spasme.

Résidu 200 grammes. Prostate moyenne.

Exploration : on sent un calcul placé à droite dans le bas-fond.

Ce calcul est gros et arrive près du col.

7 juillet 1895. — M. Albarran fait la lithotritie. On met la *sonde à demeure*. T. s. 37°.

8, 9, 10. — Température normale. On enlève la sonde à demeure.

La température vespérale = 37°,4.

12. — La température qui, la veille au soir 11 juillet avait, atteint 38°, s'élève à 39°.

13. — On remet la *sonde à demeure*.

Les 12, 13 et 14. — La température descend progressivement en lysis à 37°,2, le soir.

17. — 36°,8. On enlève la sonde à demeure. Nouvelle élévation qui atteint 39°,3. On remet la sonde à demeure.

Nouvelle défervescence en lysis et le 22 juillet la température revient à la normale.

23. — 37°.

27. — Le malade sort guéri.

Observation XL

Le nommé A..., Louis, âgé de 81 ans, entre dans le service de M. le Prof. Guyon le 23 octobre 1896.

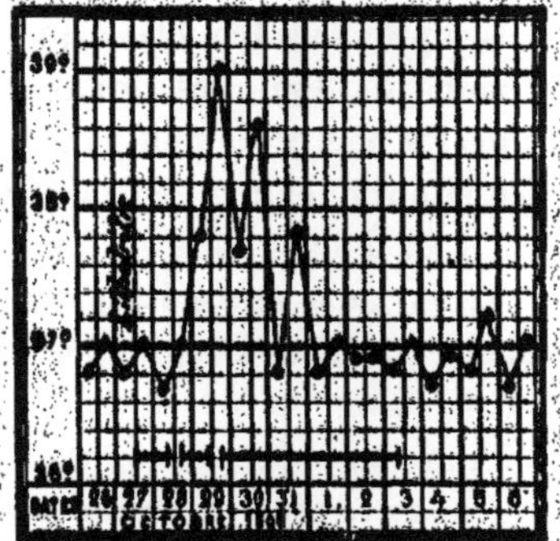

N'a jamais eu de blennorragie. A déjà été soigné dans le service en juillet 1894 pour un calcul phosphatique.

Lithotritie. Suites normales. Rien à noter jusqu'en 1896.

A cette époque (août) les mictions deviennent fréquentes, 20 fois le jour, 20 fois la nuit. Elles sont impérieuses et douloureuses.

Le malade a des crises de rétention qui l'obligent à se sonder.

A chaque sondage, il urine un peu de sang. Jamais d'incontinence.

Urètre libre mais dur.

Urines troubles, odeur fortement ammoniacale.

Vessie, capacité 130 grammes, à colonnes.

Par l'explorateur on diagnostique la présence de plusieurs calculs phosphatiques.

Prostate, 2 petits lobes légèrement indurés.

27 *octobre*. — Lithotritie par M. Guyon.

Sonde à demeure.

28. — Le malade a voulu ôter sa sonde, il a eu une ascension de température qui atteint 39°. On remet la sonde, en 3 jours la température revient à la normale.

2 *novembre*. — On enlève la sonde à demeure.

12 *décembre*. — Le malade quitte le service.

Observation XLI

Le nommé G..., Bertrand, âgé de 74 ans, typographe, entre dans le service de M. le Prof. Guyon le 16 mai 1898, salle Velpeau, nº 18.

Blennorragie à 44 ans, bien guérie en 15 jours.

Les premiers troubles urinaires ont été éprouvés au commencement de 1897. Les mictions sont plus fréquentes le jour, toutes les heures, la nuit 3 ou 4 fois. Elles sont peu douloureuses, nécessitent quelques efforts; pas impérieuses.

Le jet d'urine est sans force, mais pas déformé.

Trois mois après l'apparition de ces premiers troubles, le malade expulse un premier gravier. Pas d'hématurie. Vive démangeaison au niveau du gland.

6 mois après expulsion d'un nouveau calcul.

En avril 1898 les troubles s'accentuent : mictions plus fréquents, 20 fois le jour, 12 fois la nuit. Elles sont impérieuses, douloureuses. Une seule hématurie, ou plutôt urétrorragie à la suite d'un sondage pratiqué par le malade.

8. — Expulsion d'un 3ᵉ gravier, avec douleur.

Le malade qui, il y a un mois, souffrait dans le rein gauche, se plaint depuis quelques jours de son rein droit.

Il ne souffre plus du côté gauche. Le malade vient à la Terrasse, où on le dilate jusqu'au nº 38. Le 16 mai le malade entre dans le service.

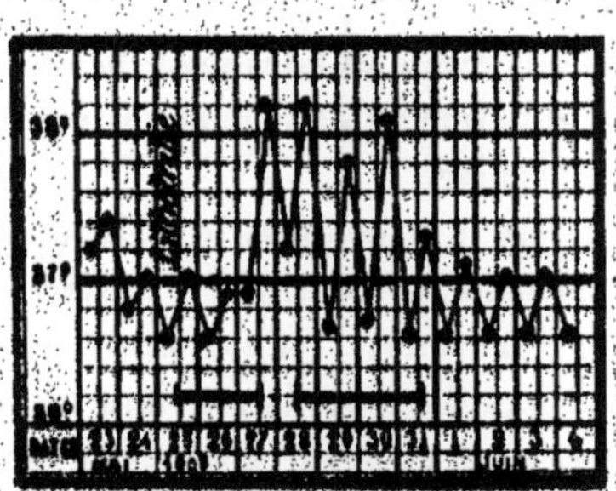

Examen du canal. — Rétrécissement pénien admettant un nº 13 (dilaté au 38). Vessie résidu, 30 gr.

Prostate moyenne.

Calcul phosphatique.

25 *mai.* — Lithotritie par M. Albarran.

On donne peu de chloroforme, le malade ayant de l'insuffisance mitrale très marquée. Le broiement dure 10 minutes. *Sonde à demeure.*

27. — On retire la sonde, le soir le malade a un frisson T = 38,2.

28. — Température au soir, 38,2. Nouveau frisson. On remet la *sonde à demeure.*

31. — La température est tombée à 37°.

14 *juin.* — Le malade sort après avoir été vérifié. Vérification qui donne un résultat négatif au point de vue calcul.

Observation XLII

Le nommé L..., Alphonse, âgé de 70 ans, est entré dans le service de M. le Prof. Guyon le 30 octobre 1899, salle Velpeau, nº 5.

Antécédents personnels. — Blennorragie à 23 ans dont le malade a eu 2 ou 3 rechutes quelques années plus tard.

Il y a 6 ans le malade constate que ses besoins d'uriner sont plus fréquents, et qu'il lui est impossible de retenir ses urines. Il fut soigné en ville pour une hypertrophie de la prostate. Le traitement n'ayant amené aucune amélioration, il se décide à venir à la clinique de Necker.

M. le Prof. Guyon l'examine et lui conseille de venir à la salle de la Terrasse se faire laver la vessie. Le malade ne vint que très irrégulièrement et seulement tous les 2 ou 3 mois jusqu'en octobre dernier.

Vers le 20 *octobre*, le malade s'étant levé pour uriner ne put y parvenir. Il remarqua à l'extrémité supérieure de la verge une petite grosseur. C'est seulement à la suite d'un effort considérable qu'il expulsa 8 petits graviers blanchâtres irréguliers phosphatiques, de la grosseur d'un petit pois. Cette expulsion ne fut pas douloureuse et, dès le lendemain, le malade accusait un mieux très sensible.

Il n'a jamais eu de douleurs rénales.

Une sensation de pesanteur à l'anus disparut avec l'expulsion des calculs.

Au mois de février 1899, hématurie totale durant 3 ou 4 jours avec la même intensité. L'urine est entièrement teintée de sang, et renferme des caillots allongés assez gros.

L'état général ne fut pas touché. Le malade prit de la tisane de bourgeons de sapin et les hématuries disparurent au bout de 3 jours.

3 semaines après nouvelles hématuries.

Les hématuries suivirent cette marche alternative, jusqu'à ce jour. Il y a 3 semaines cependant, elle fut particulièrement abondante.

Actuellement.

Les urines sont sanglantes, sans caillots.

Jet de force moyenne et peu déformés.

Mictions fréquentes (toutes les demi-heure le jour, 3 ou 4 fois la nuit). Elles sont moins fréquentes lorsque le malade est couché ou assis et si une envie impérieuse se fait sentir, il peut très bien, après avoir uriné quelques gouttes, se retenir.

Le 31 *octobre*. — Il a 38°,2 de température, on lui met une *sonde à demeure*.

La fièvre a disparu et les douleurs vésicales en même temps que la fréquence ont disparu également.

L'état général est bon.

Examen.

Vessie pas sensible, mais elle n'a aucune capacité. Il est impossible de faire l'exploration métallique. Une sonde béquille dénote cependant qu'un calcul est engagé dans la prostate.

On fait des instillations.

6 *novembre*. — On retire la sonde à demeure. Le malade expulse un nouveau calcul phosphatique de la même grosseur que les précédents.

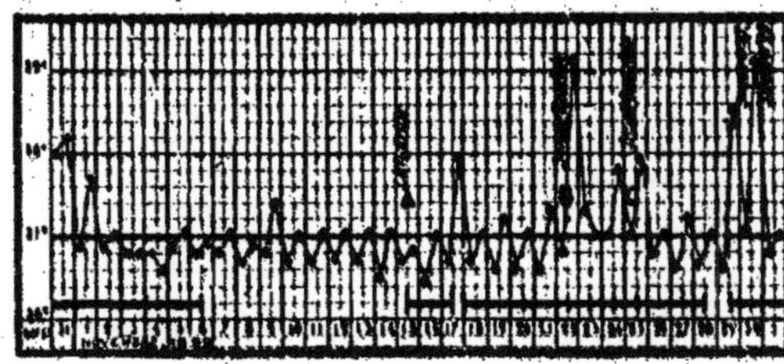

7. — M. le Prof. Guyon fait l'exploration métallique. Car la vessie admet maintenant 140 grammes de liquide. Il trouve des calculs petits, situés surtout à la partie supérieure de la vessie.

11. — Expulsion d'un nouveau calcul.

15. — Lithrotitie par M. le Prof. Guyon.

Sonde à demeure.

17. — On retire la sonde.

Ascension de température, on remet la sonde à demeure.

20. — Vérification de la lithotritie. On trouve encore quelques fragments.

22. — Le malade a encore la sonde à demeure. L'état général est bon.

Toucher rectal.

A gauche sur le bas-fond vésical grosse plaque de péricystite franchissant la ligne médiane, dont on ne dépasse pas la limite supérieure, légèrement douloureuse à la pression.

Prostate grosse, irrégulière. Le lobe gauche se confond dans la partie supérieure avec la plaque de péricystite.

Le malade garde la sonde à demeure jusqu'au 4 janvier. On la retire ce jour-là sans provoquer d'accidents de température.

8 *janvier*. — Examen de M. le Prof. Guyon.

Prostate molle, très diminuée de volume. Péricystite peu marquée. On sent une plaque sur la partie gauche au bas-fond de la vessie, plaque molle, dépressible, large comme une pièce de 1 franc.

A droite la vessie est normalement souple.

12. — Le rein droit et le rein gauche sont sentis par ballottement.

22. — La vessie est dure, ferme, pas sensible, sans irrégularités, plutôt roide qu'épaissie.

***Tailles*.** — Quand on se dispose à pratiquer une taille vésicale il arrive très souvent qu'on place au malade une sonde à demeure. Si on en a le temps c'est toujours préférable car la sonde prépare en quelque sorte la vessie à l'opération. J'ai insisté suffisamment dans les chapitres précédents sur le rôle et le mode d'action de la sonde à demeure au cours des infections vésicales ou des hémorragies d'origine vésico-prostatique pour n'avoir pas besoin d'y revenir maintenant (voir pages 51, 68).

La sonde préparant la vessie facilite la tâche de l'opérateur en même temps qu'elle prévient les accidents et diminue la gravité de l'opération. Quoique n'étant pas absolument nécessaire elle se trouve donc malgré tout très souvent le préliminaire naturel et en quelque sorte le premier temps de la taille vésicale.

Par contre après l'opération l'emploi de la sonde à demeure n'est pas seulement recommandable ; il est absolument nécessaire, indispensable. Son rôle à ce moment peut être divisé en 3 chapitres : rôle contre les hémorragies, contre la douleur, et rôle dans la cicatrisation de la plaie vésicale.

Il est de règle qu'après la taille l'urine reste sanguinolente pendant un, deux ou trois jours. Le saignement sous l'influence de la congestion plus particulièrement peut être plus abondant et devenir par lui-même une complication en se transformant en hémorragie véritable. Étant donné que les vaisseaux de volume moyen ont tous été pincés et liés successivement au cours de l'opération le sang qui arrive ensuite dans la vessie ne peut être fourni que par de petites branches vasculaires sans importance. Mais qu'une cause augmente la tension ou dilate les vaisseaux et le saignement s'accentue. La cause la plus ordinaire de la congestion vésicale est la rétention, rétention d'autant plus facile à observer que de petits caillots s'opposent plus ou moins à l'écoulement libre de l'urine par le canal. Congestion, rétention, hémorragie, sont les trois termes de la période post-opératoire si on ne prévient pas directement tout accident, par le placement d'une sonde large, bien au point.

En même temps que la rétention est évitée les douleurs qui sont ordinairement sous sa dépendance diminuent ou s'effacent complètement, car la sonde à demeure diminue la douleur vésicale lorsqu'elle existe et la prévient quand elle n'a pas encore apparu.

Il reste cependant à dire un mot du rôle particulièrement utile du drainage urétro-vésical après la taille suivie de la fermeture de la paroi vésicale. Ce drainage fait avec une sonde placée suivant les règles précises met la vessie dans un repos complet. Il n'y a plus de contractions, il n'y a plus de changement de volume, les parois sont immobiles, la pression intra-vésicale n'existe pas, et la conséquence directe est que les bords de la plaie restent en regard, en contact parfait, absolument dans la situation où les a fixés l'opérateur. La cicatrisation peut donc se faire facilement et rapidement, et complètement. La sonde à demeure prévient donc la formation des fistules. Si par hasard quelque trajet s'était formé ou se formait après son ablation il suffirait d'y avoir recours à nouveau pendant quelque temps pour voir se fermer spontanément le trajet fistuleux, et obtenir une cicatrice continue et solide.

Je ne peux donc ici tracer de règle sur les limites dans lesquelles on doit garder la sonde, c'est une affaire de tact chirurgical et cela dépend absolument de l'état des parois vésicales et de l'état général de l'opéré.

Observation XLIII

Le nommé R..., Samuel, 24 ans, entre dans le service de M. le Prof. Guyon le 18 avril 1896, salle Velpeau, lit nº 10.

Jamais de blennorragie. Aucune autre maladie antérieure.

En 1893, ce malade a eu, en se levant, une hématurie totale survenue sans cause appréciable, sans douleur, ayant duré un jour. Dans l'espace de 3 ans le malade a éprouvé 6 ou 7 fois les mêmes accidents et dans les mêmes conditions. Une seule fois, l'hématurie est venue à la suite d'une marche. Le 20 mars 1896, le malade a eu une hématurie qui a duré 2 jours et était accompagnée de douleurs légères dans l'urètre. Il pisse des caillots.

Examen. — Canal, 0.

Vessie, peu sensible, hématurie terminale.

Prostate, un peu grosse, mais souple. Épaississement à droite.
Endoscopie vésicale, par M. le Dr Janet le 16 avril 1896.

Tumeur villeuse implantée sur la paroi latérale droite de la vessie. Le malade étant couché sur le dos, cette tumeur est disposée dans le plan vertical qui passe par les uretères. Son extrémité inférieure n'atteint pas l'uretère droit. Son extrémité supérieure remonte jusqu'au tiers supérieur de la paroi latérale droite de la vessie. Elle est plus longue que large, à peu près 3 centimètres de haut sur 1 de large. Son pédicule semble être court et plat, allongé dans le sens de la tumeur et un peu moins long qu'elle. La tumeur est peu mobile ; paroi vésicale saine.

24 *avril.* — Toucher rectal. Prostate. Les 2 lobes sont sentis un peu épais, le droit plus épais et plus consistant.

La palpation de la vessie est négative.

29 *avril.* — Taille hypogastrique. Ablation de la tumeur au thermocautère entre deux pinces. Suture de la paroi vésicale.

Le soir à 5 heures hémorragie assez abondante.

Température, 37°,4.

30 *avril.* — Ouverture du pansement. L'hémorragie vient de la vessie. On enlève la sonde de de Pezzer qui était bouchée.

Température, 38°.

On met une sonde béquille et on fait l'aspiration des caillots.

Température, 39°,4.

1er *mai.* — On refait le pansement. Il n'y a pas de tuméfaction.

3 *mai.* — On enlève le drain.

7 *mai.* — La température est normale à 37°. On enlève la sonde.

25 *mai.* — Le malade sort.

Observation XLIV

Le nommé L..., Antoine, âgé de 57 ans, entre dans le service de M. le Prof. Guyon, salle Velpeau, lit n° 1.

Une seule blennorragie à 17 ans. Fluxion de poitrine en 1875.

Il y a 10 jours, hématurie survenue à la fin d'une journée de travail assez fatigante. L'hématurie dure pendant toute la miction mais est plus accentuée à la fin de la miction. Fréquemment expulsion de caillots à la fin de la miction. L'hématurie a duré jusqu'à son entrée à Necker. Pendant 4 jours seulement, les urines étaient à peine rosées. L'hématurie ne semble pas influencée par la fatigue. Fréquence des mictions pas augmentée. Cependant le malade se lève quelquefois la nuit.

Mictions ni douloureuses ni pénibles.

Urine rouge foncé.

Urètre, o.

Vessie, résidu 20 gr. Sensible à la distension. Cap. 280 gr.

Prostate, o.

Reins, droit gros et mobile, gauche, o.

16 *mars*. — M. le Prof. Guyon examine le malade.

Explorateur n° 18 arrêté au périnée, mais pas de sensation d'anneaux dans l'urètre antérieur.

Une sonde molle ne passe pas. Explorateur métallique n° 3 ne passe pas. Introduction des beniqués 36 et 47 avec conducteur (spasme).

17 *mars*. — Endoscopie par M. le Dr Janet.

Canal libre, vessie pas infectée, tolérant 150 grammes de liquide.

Paroi vésicale saine à légères colonnes.

Tumeur vésicale flottante, ronde, villeuse, du volume d'une noix.

20 *mars*. — Examen par M. le Prof. Guyon.

Rein. A la palpation se sent au-dessous des fausses côtes, mais quand on met le coussin il se réduit spontanément.

Urines claires.

Toucher simple. Prostate, mince et souple. Vessie souple sans bosselures, un peu plus résistante à droite.

Toucher combiné. Vessie à droite, épaississement de la paroi. La vessie se sent à un travers de doigt au-dessus du pubis.

Partie moyenne et à gauche, rien.

25 *mars*. — Taille hypogastrique par M. le Prof. Guyon. Ablation du néoplasme.

27 *mars*. — Premier pansement.

2 *avril*. — Enlèvement des fils et des drains.

Réunion immédiate et parfaite.

7 *avril*. — On change la sonde.

La température est normale depuis le 3e jour de l'intervention.

18 *avril*. — Le malade sort (1).

Observation XLV

Le nommé R..., Louis, âgé de 70 ans, entre dans le service de M. le Prof. Guyon le 5 mai 1899, salle Velpeau, n° 22.

Blennorragie il y a 40 ans, très bien guérie, sans complications. Jusqu'à l'âge de 12 ans, le malade avait des incontinences nocturnes. Hématurie légère à l'âge de 15 ans sans cause apparente ; guérie sans intervention.

Il y a cinq ans le malade fut pris de fréquence dans les mictions, à la suite d'une violente colère. Il urinait toutes les 10 minutes ; il n'éprouvait aucune douleur, sauf une légère sensation de cuisson dans la verge. Cet état dura environ 1 jour, puis le malade urina normalement.

---

(1) Je ne voudrais pas rapporter ici toutes les observations de tailles que j'ai pu suivre à Necker, avec parois réunies par première intention sous l'action de la sonde à demeure. Je me suis contenté d'en signaler un ou deux exemples qui m'ont paru caractéristiques. Ce ne sont pas là des faits rares, mais des observations tirées au hasard des registres de la clinique.

Depuis ce temps-là le malade fut pris de nouvelles crises, tous les 20 jours environ. Ces crises débutaient par une sensation de chaleur dans le canal ; il lui semblait que les urines devenaient plus chaudes, puis il éprouvait une sensation de cuisson dans la verge ; les mictions devenaient fréquentes. En pleine période de crise, le malade avait constamment son vase à côté de lui, il urinait toutes les cinq minutes le jour, la nuit les fréquences étaient moins accusées, il urinait 10 ou 12 fois environ. Sur le déclin des crises, douleur dans les reins. Le malade avait comme une ceinture douloureuse embrassant la région lombaire et descendant jusque dans les bourses.

Les besoins d'uriner étaient impérieux pendant ces crises. Quelquefois il urinait facilement et abondamment, il lui est arrivé de remplir un vase d'une seule fois. D'autres fois, il parvenait avec peine à émettre quelques gouttes d'urine ; il faisait des efforts considérables provoquant la sortie des matières par l'anus. Il lui est arrivé souvent de voir son jet tout à coup interrompu au milieu d'une miction, interruption provoquant de la douleur. Il y a 4 ans le malade a expulsé 3 calculs de la grosseur d'un petit pois. Un médecin a constaté qu'ils n'étaient pas durs. Le malade a très souvent du sable rouge dans son urine.

En dehors des crises le malade n'a pas de troubles urinaires. Il a remarqué que pendant les crises, la fatigue, le mouvement aggravent les symptômes, le repos les atténue. Hématuries rares et peu abondantes. Au moment des crises il a remarqué que, quelquefois, ses urines étaient légèrement rosées. Il ne peut dire si ces hématuries étaient initiales ou terminales. Dernière crise, il y a environ huit jours.

5 *mai*. — Entre à l'hôpital.

A ce moment il n'éprouve aucun symptôme, ses mictions sont normales.

L'examen à la Terrasse montre :

Canal libre.

Obstacle prostatique, s'oppose à l'introduction de l'explorateur à boule. Trajet de longueur moyenne.

Exploration métallique. Grosse pierre dure sentie dès l'entrée du catheter. Contact très prolongé.

Toucher rectal. Les lobes latéraux bombent légèrement, mais sont souples.

Toucher combiné. Permet de sentir nettement la pierre.

8 *mai*. — Le malade éprouve dans les reins des douleurs sourdes profondes, sans irradiation.

Examen de M. le Prof. Guyon. Avec la sonde béquille on remarque que la prostate est longue. Le premier jet d'urine est un peu rouge. La vessie ne se vide pas complètement, rétention partielle. Urines claires ; la vessie est propre.

Explorateur métallique n° 4. Calcul très gros à droite. Contact 5 centimètres environ. On entend nettement le choc.

20 *mai*. — M. Albarran tente la lithotritie. Mais la vessie est très sensible ; de plus elle a une capacité de 90 grammes seulement. Ces raisons jointes aux dimensions énormes du calcul, le décident à pratiquer la taille hypogastrique. Par cette voie on lui enlève un énorme calcul, unique ayant la forme du bas-fond de la vessie, forme d'un rein placé transversalement, il a 7 centimètres dans le sens transversal, 4 dans le sens antéro-postérieur.

Sonde à demeure.

Du 20 mai au 9 juin, où l'on enlève la sonde, la température n'a pas dépassé 37°,6.

Le malade sort guéri le 5 juillet 1899.

CONCLUSIONS

La technique de la sonde à demeure est actuellement bien établie. Les travaux de l'école de Necker en ont déterminé les moindres détails. Du soin qu'on apporte dans sa mise au point, de la surveillance qu'on exerce sur son fonctionnement dépendent exclusivement ses bons effets thérapeutiques.

A. — L'action physiologique de la sonde à demeure s'exerce sur l'urètre et la prostate, sur la vessie et les reins, sur l'état général.

1° *Dans l'urètre*, l'inflammation qu'elle détermine ramollit les parois, aide au cathétérisme et combat le rétrécissement.

2° *Dans la prostate*, la décongestion qu'elle provoque explique la plupart de ses bons effets.

3° *Dans la vessie et les reins*, elle a la plus heureuse influence sur la disparition des hématuries et le traitement des rétentions.

4° Contre le mauvais *état général* elle est souveraine; elle amène ordinairement la disparition de la température chez les urinaires. C'est le traitement le plus sûr et le plus rapide de l'infection.

B. — L'action thérapeutique de la sonde à demeure varie suivant l'état général du sujet et le degré des lésions urétrales, vésicales et rénales.

Très efficace dans le traitement du *rétrécissement de l'urètre* et de l'*hypertrophie de la prostate*, elle n'est pas moins utile au cours des opérations portant sur l'urètre et la vessie dont elle est souvent l'auxiliaire indispensable.

Elle est en effet absolument nécessaire à la suite de l'*urétrotomie interne* et de l'*urétrotomie externe*. A la première elle assure l'impunité ; après la seconde, elle favorise la cicatrisation.

Elle facilite l'introduction des instruments rigides dans la vessie. Elle est donc le préliminaire nécessaire de certaines *lithotrities*. Elle constitue d'autre part le traitement de choix à la suite des lithotrities dans les vessies infectées.

Son rôle dans la cicatrisation des plaies vésicales consécutives à la *taille* est également des plus évidents.

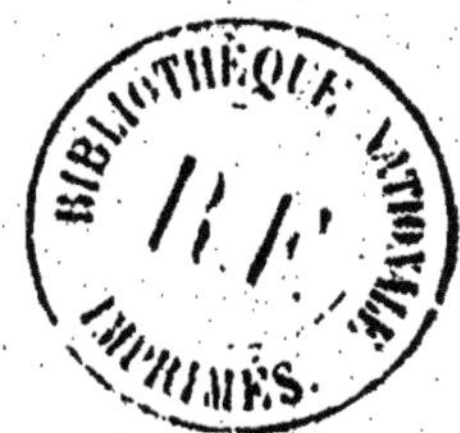

CHARTRES. — IMPRIMERIE DURAND, RUE FULBERT.

CHARTRES. — IMPRIMERIE DURAND, RUE FULBERT.

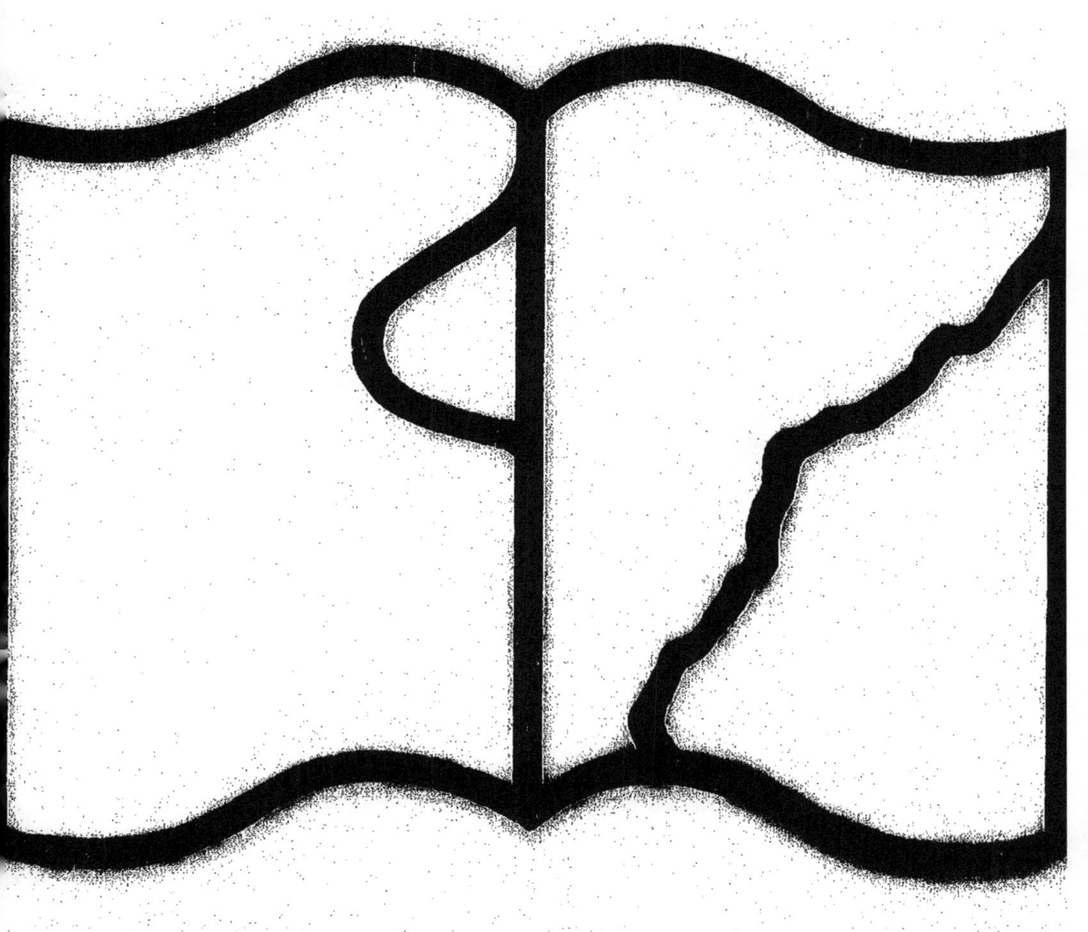

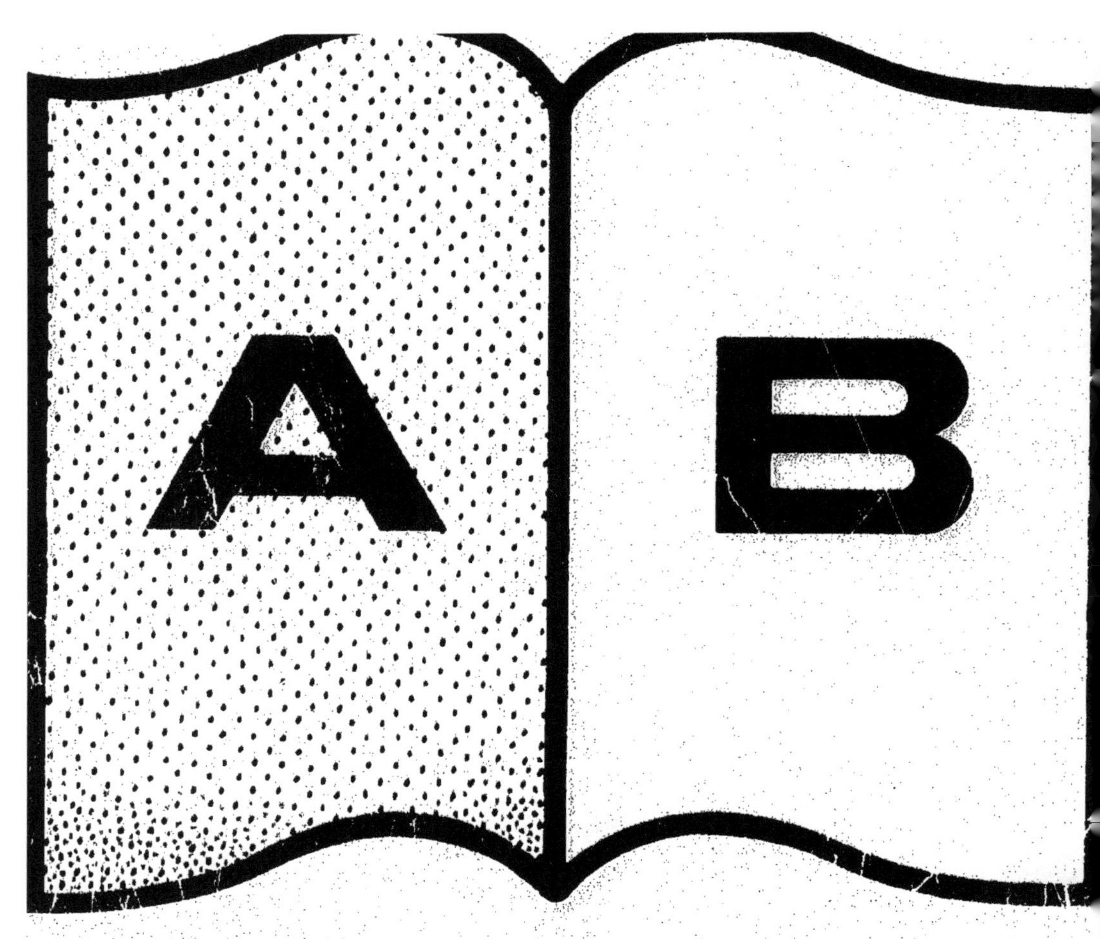
A
B

www.ingramcontent.com/pod-product-compliance
Ingram Content Group UK Ltd.
Pitfield, Milton Keynes, MK11 3LW, UK
UKHW021041230726
13926UKWH00004B/1586